丛书总主编　谢英彪

本书主编　金黑鹰　谢英彪

编著　方明治　章　蓓　吴昆岚

张金浩

大肠癌

DACHANGAIFANGYUZHI

防

与治

（第二版）

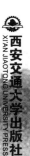

西安交通大学出版社

XI'AN JIAOTONG UNIVERSITY PRESS

内容简介

大肠癌是一种常见肿瘤，早期发现对于大肠癌的治疗非常重要，大肠癌高危人群一定要定期进行检查。大肠癌的治疗关键在于早期发现和早期诊断。本书从对大肠癌的认识谈起，主要介绍了大肠癌的科学养生、饮食防治、合理运动、心理调适以及中西医防治等方面的内容，是一本适合大众阅读的健康教育读物。

图书在版编目(CIP)数据

大肠癌防与治 / 谢英彪主编 . —2版 . —西安:西安交通大学出版社，2013.8
（常见疾病防与治丛书）
ISBN 978 - 7 - 5605 - 5581 - 2

Ⅰ.①大… Ⅱ.①谢… Ⅲ.①大肠肿瘤—防治 Ⅳ.①R735.3

中国版本图书馆 CIP 数据核字(2013)第 195453 号

书 名	大肠癌防与治(第二版)	
丛书总主编	谢英彪	
本书主编	金黑鹰 谢英彪	
责任编辑	吴 杰 王华丽	

出版发行 西安交通大学出版社
　　　　　（西安市兴庆南路 10 号　邮政编码 710049）
网　　址　http://www.xjtupress.com
电　　话　(029)82668357　82667874(发行中心)
　　　　　(029)82668315　82669096(总编办)
传　　真　(029)82668280
印　　刷　陕西丰源印务有限公司

开　　本　727mm×960mm　1/16　印张 9.5　字数 116 千字
版次印次　2013 年 8 月第 2 版　2013 年 8 月第 1 次印刷
书　　号　ISBN 978 - 7 - 5605 - 5581 - 2/R・337
定　　价　23.00 元

读者购书、书店添货、如发现印装质量问题，请与本社发行中心联系、调换。
订购热线：(029)82665248　(029)82665249
投稿热线：(029)82665546
读者信箱：xjtumpress@163.com

常见疾病防与治丛书
编委会名单

主　编：谢英彪

副主编：王金勇　林傲梵　林秉汉

编　委：（以姓氏笔画为序）

冉颖卓　张金浩　张雪真

金黑鹰　姚奉文　徐　蕾

唐暮白　聂　宏

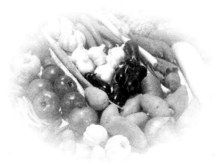

『医者当须先洞晓病原，知其所犯，以食治之；食疗不愈，然后命药。』

——唐代大医学家孙思邈

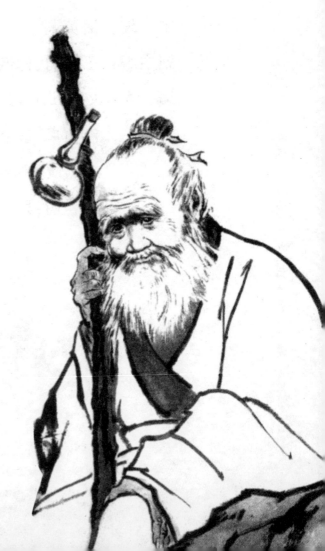

谢英彪·2009.10

　　高脂肪、高蛋白食物的摄入量不断增加，粗纤维食物的摄入以及运动量减少，这些不良饮食习惯和生活习惯等高危因素，使大肠癌的发病率逐渐增高。目前，大肠癌已经是很常见的恶性肿瘤。

　　早期发现对于大肠癌的治疗非常重要，对于大肠癌病的高危人群、高危家族，喜食高蛋白、高脂肪、不喜欢吃蔬菜等高纤维素饮食者，有结核病、慢性溃疡性结肠炎以及经常出现便血的高危人群，一定要定期进行检查。

　　大肠癌的治疗要根据患者的身体状况、肿瘤的病理类型、侵犯范围和发展趋势，有计划而且合理地应用现有的治疗手段，提高治愈率，同时提高患者的生活质量。大肠癌的治疗关键在于早期发现和早期诊断，主要治疗方法有外科手术治疗、化学药物治疗、放射治疗、冷冻疗法和对症与支持疗法等。

　　我们组织了长期在临床第一线的有关医学专家和医学科普作家共同编写了这本《大肠癌防与治》，其目的正是希望人们从生活的方方面面关注大肠癌，摒弃不健康的生活方式，改变不卫生的生活陋习，打造良好的生活环境，培育健康的生命，以提高生命的质量。本书从对大肠癌的认识谈起，主要介绍了大肠癌的科学养生、饮食防治、合理运动以及中西医防治等方面的内容，是一本适合大众阅读的健康教育读物。

本书内容通俗易懂，文字轻松活泼，使知识性、趣味性、科学性和可读性较好地结合，以满足不同文化层次、不同职业、不同年龄读者的需求，也可供基层临床医护人员参考。

愿《大肠癌防与治》成为您和您的家人防治大肠癌的良师益友。

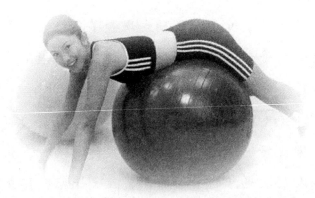

C目 录
Ontents

1. 认识大肠癌

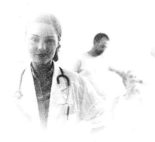

2. 科学养生防治大肠癌

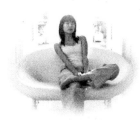

3. 饮食防治大肠癌

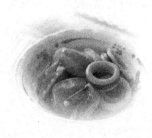

4. 合理运动防治大肠癌

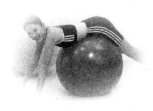

5. 心理调适防治大肠癌

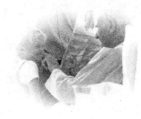

6. 西医防治大肠癌

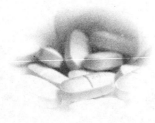

7. 中医防治大肠癌

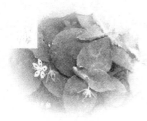

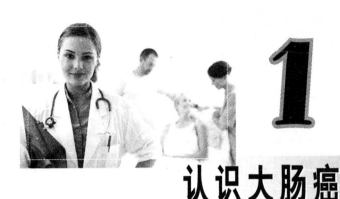

认识大肠癌

✦ 大肠在人体内的位置

大肠长约 1.5 米，在空、回肠的周围形成一个方框。根据大肠的位置的特点，分为盲肠、结肠和直肠三部分。大肠在外形上与小肠有明显的不同，一般大肠口径较粗，肠壁较薄，在肠表面盲肠和结肠还具有三种特征性结构：沿着肠的纵轴有结肠带，由肠壁纵行肌增厚形成；由肠壁上的横沟隔成囊状的结肠袋；在结肠带附近由浆膜下脂肪聚集，形成许多大小不等的脂肪突起，即肠脂垂。

盲肠 为大肠起始的膨大盲端，长约 6~8 厘米，位于右髂窝内，向上通升结肠，向左连回肠。回、盲肠的连通口称为回盲口。口处的黏膜折成上、下两个半月形的皱襞，称为回盲瓣，此瓣具有括约肌的作用，可防止大肠内容物逆流入小肠。

阑尾 又称蚓突。上端连通盲肠的后内壁，下端游离，一般长约 2~20 厘米，直径约 0.5 厘米。阑尾全长都附有阑尾系膜，其活动性较大。

结肠 为介于盲肠和直肠之间的部分，按其所在位置和形态，又分为升结肠、横结肠、降结肠和乙状结肠四部分。

● 升结肠长约 15 厘米，是盲肠向上延续部分，自右髂窝沿腹后壁的右侧上升，至肝下方向左弯形成结肠右曲，移行于横结肠。

● 横结肠长约 50 厘米，起自结肠右曲，向左横行至脾处再向下弯成结肠左曲，移行于降结肠。

● 降结肠长约 20 厘米，从结肠左曲开始，沿腹后壁的左侧下降，至左髂嵴处移行于乙状结肠。

● 乙状结肠长约 40~45 厘米，平左髂嵴处接续降结肠，呈 "乙" 字形弯曲，至第 3 骶椎前面移行为直肠。空虚时，其前面常被小肠遮盖，当充盈扩张时，在左髂窝可触及。

直肠 为大肠的末段，长约 15~16 厘米，位于小骨盆内。上端平接续乙状结肠，下端以肛门而终。

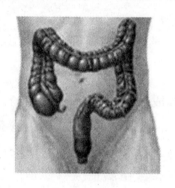
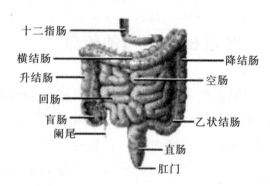

十二指肠
横结肠
升结肠
回肠
盲肠
阑尾
降结肠
空肠
乙状结肠
直肠
肛门

大肠的功能是什么

食物经过小肠的消化和吸收后，剩余的残渣进入大肠。人类的大肠没有重要的消化活动，其主要功能是吸收水分、暂时贮存食物残渣、形成粪便并参与排便反射。

● **大肠液及大肠内细菌的作用** 大肠液呈碱性，pH 为 8.3~8.4，其主要成分是黏液，具有保护肠黏膜、润滑粪便的作用。大肠内有许多细菌，占粪便固体总量的 20%~30%。细菌主要来自空气和食物。细菌中的酶能对食物残渣进行分解，还可利用肠内某些简单物质合成可被机体吸收利用的 B 族维生素和维生素 K。

● **大肠的运动形式** 大肠的运动少而慢，对刺激的反应较迟钝，这些特点有利于吸收水分和贮存粪便。大肠的运动有多种不同形式：①袋状往返运动，由环形肌的不规则收缩引起，使结肠袋中的内容物向两个方向作短距离移动，但不向前推进，这是空腹时最多见的一种结肠运动形式；②多袋推进运动，由一个或一段结肠袋收缩，可使内容物向前推进一段，进食后这种运动增加；③蠕动，由一些稳定向前的收缩波组成，大肠还有一种进行速度快而传播距离远的蠕动，称为集团蠕动，通常开始于横结肠，可将大肠内容物快速推送到降结肠或乙状结肠。集团蠕动常发生在进食后，可能是食物进入十二指肠，由十二指肠–结肠反射引起。

● **排便** 食物残渣在大肠内一般停留10小时以上，其中的绝大部分水和无机盐被大肠黏膜吸收，其余部分经细菌分解后，形成粪便。粪便中除食物残渣外，还包括脱落的肠上皮细胞、大量细菌及由肝排出的胆色素衍生物等。

> **小 贴 士**
>
> 排便是一种反射动作。平时直肠内没有粪便，当集团蠕动将粪便推入直肠后，直肠内压升高，刺激直肠壁内的感受器，传入冲动至大脑皮质，产生便意，如果条件许可，即可发生排便反射，肛门外括约肌舒张，将粪便排出体外。

✦ 什么是大肠癌

大肠癌是大肠内癌症的泛称，根据发生部位的不同，包括结肠癌和直肠癌。癌症是指来源于上皮组织的恶性肿瘤，所以结肠癌和直肠癌的来源是大肠黏膜层的恶性肿瘤。大肠癌是最常见的消化道恶性肿瘤之一。

结肠癌可以出现在结肠的任何部位，其临床表现也各不相同，由于结肠管径较大，所以出现症状通常较直肠癌晚些。

直肠癌好发于直肠齿状线附近，因为这里是黏膜性质发生改变的部位，再加上粪便经过时易产生摩擦，所以最易引起该处黏膜发生突变，产生癌肿。起源于盲肠黏膜的癌肿通常也属于大肠癌。

大肠癌的病理分型为：

早期大肠癌的大体分型　①息肉隆起型，②扁平隆起型，③扁平隆起伴溃疡型；

进展期大肠癌的大体分型　①隆起型，②溃疡型，③浸润型，④胶样型；

大肠癌的组织学分型　以管状腺癌及乳头状腺癌多见，其他如未分化癌、鳞腺癌等均罕见。

为了方便判断疾病的预后，制订合理的治疗方案，还应根据病变的范围，将大肠癌分为早期大肠癌和中晚期大肠癌。通常根据肿瘤大小及浸润深度，周围淋巴结及远处转移的情况进行区分。早期大肠癌因病变范围较小，故常无明显的症状，如果出现症状，则病变范围已较大，多属中晚期。中晚期大肠癌根据病变部位的不同常可出现各种不同的症状。所以对于大肠癌发病的高危人群来说，定期进行结肠镜检查对于早期发现结肠癌至关重要。

什么是大肠癌前病变

大肠癌前病变包括：溃疡性结肠炎、大肠腺瘤及大肠息肉，近年来有上升的趋势。大肠癌前病变主要为腺瘤，大肠癌的多先经过腺瘤期而后癌变。在大肠癌高发区，大肠息肉和腺瘤的发病率也相应较高，它们都具有癌变的可能。大肠息肉的恶变率国内外的报告大体上在10%左右，年龄较大的成年人更应提高警惕。

组织学上，大肠癌的癌前病变是指结肠直肠黏膜的异型增生，它既可发生在腺瘤的基础上，也可发生在炎症性肠病和结肠血吸虫病的平坦黏膜、溃疡边缘或炎性息肉上。异型增生又称为不典型增生，肠黏膜异型增生是指肠黏膜出现了显著的细胞分化和结构异常，并具有高度的癌变倾向，即腺管结构异常和细胞形态异常。异型增生的程度是指细胞形态和组织结构偏离正常的程度，国内外普遍将异型增生分为轻、中、重3级。现认为异型增生是一种明确的肿瘤性生长，代表肿瘤生长的起始阶段，属于癌的浸润前期。

　　有研究报道，黏膜内癌、浸润癌等几乎全部发生在具有中度、重度不典型增生的腺瘤中，重度不典型增生发生的风险与年龄、腺瘤组织病理学类型和瘤体大小密切相关。

　　大肠息肉发展成腺瘤可能是肠癌重要的癌前期病变，一旦发现应及时摘除，这是预防癌变的好方法。

✦ 什么是大肠类癌

　　大肠类癌又称嗜银细胞瘤，发生于肠黏膜腺体的嗜银细胞。因其多从黏膜层的下部发生，早期即延伸至黏膜下，故曾归属于黏膜下肿瘤。本病是一种少见的低度恶性肿瘤，多呈局部性浸润性生长而少有转移。类癌好发于阑尾、小肠、直肠、胃、十二指肠及小肠憩室处。

　　大肠类癌一般分为阑尾类癌、直肠类癌、结肠类癌。阑尾类癌最为常见，但术前诊断相当困难，多为在阑尾手术中偶然发现。阑尾类癌体积小，临床可无明显症状；瘤体较大可引起管腔阻塞，导致阑尾炎，临床可表现为以右下腹痛为主的急性阑尾炎症状。直肠类癌较多见，占胃肠道类癌的 10%~20%。肛门指检可触及黏膜下肿物，结肠镜下可于直肠见基底较宽、隆起性病变，类似息肉，需依靠病理确诊。直肠类癌常可无明显异常的临床表现，多于普查体检时意外发现。该病的预后与肿瘤大小密切相关，现一般认为瘤体直径小于1厘米的无转移，预后佳；直径大于2厘米的瘤体则有转移，转移部位多为区域淋巴结和肝脏，预后不良。结肠类癌较少见，仅占胃肠道类癌的3%左右。发生部位以盲肠、升结肠居多。结肠镜下可见息肉状隆起性病变，表面可有溃疡形成，与结肠癌很难鉴别。若瘤体较大，少数可出现腹部肿块，临床上也可有粪便隐血阳性、慢性贫血等表现。

✦ 什么是大肠息肉

大肠息肉是指一类从黏膜表面突出到肠腔内的隆起状病变，多见于直肠和乙状结肠。临床表现通常为：①大便性质的改变，如便血、大便稀烂不成形带有黏液或脓血；②排便习惯的改变表现为大便次数增多、便秘、或腹泻与便秘交替；③部分患者有腹痛；④有时可看见带蒂息肉脱出肛门外。

大肠癌的形成与大肠息肉之间有密切的关系。大肠息肉可以分为管状腺瘤、绒毛状腺瘤、管状绒毛状混合型腺瘤3种。大肠息肉发生恶性癌变的概率与息肉的形态、大小都有关系。一般来说，绒毛状腺瘤发生恶性癌变的概率最大。另外，息肉体积越大，恶性癌变机会也会随之增加。因此，有大肠直肠息肉者应接受息肉切除手术，并且定期随访，建议手术切除后1年内做一次结肠镜检查，若情况稳定，以后每2~3年随访1次。

✦ 什么是家族性腺瘤息肉病

家族性腺瘤息肉病又叫多发性息肉病，它是一种遗传性疾病，而且多发，息肉可布满结肠和直肠，具有很高的癌变倾向。好发于青年，一般 15~25 岁青春期开始出现临床症状，30 岁左右最明显。息肉的形态、大小不一，肉眼可见在肠黏膜上有许多散在的豆粒大小的息肉，或多发的小息肉在肠黏膜上呈绒毡状，小息肉有蒂者极少。

息肉病早期症状不明显，常见的症状有腹泻、腹痛、便血。便血常持续，后期伴有恶变。若继发感染，以上症状则加重，还可出现大便稀软、味臭、带有泡沫，有时带黏液脓血或有大便秘结伴里急后重感。位于直肠下端的较大瘤体便后可脱出肛外，呈暗红色、乳头状肿物。患者由于长期消耗，常出现贫血、体重减轻。

此病的严重性在于癌变率高，而且癌变常不限于一处。患者十二三岁即可出现腺瘤性息肉，20 岁时息肉已遍布大肠，如不及时治疗，40 岁以后几乎不可避免地出现癌变。大肠腺瘤演变为癌需时 5~15 年。癌变发生的部位与一般大肠癌规律类似，直肠和乙状结肠多见。来自息肉病的腺癌发病早、发展快、易扩散，手术切除后的 5 年生存率也较低。

此外，根据伴发的不同肠外表现，还有以下几种遗传性息肉病综合征。

● **P-J 综合征**　又叫黑斑息肉综合征。特征是特定部位有多发性黑色素沉着斑和胃肠道多发性息肉。色素斑可分布在口唇周围、口腔黏膜，还可在手指、足趾、手掌背面、眼、鼻及肛周等处有棕色或黑色素沉着斑点，儿童及青春期色素斑较浅，至成年期逐渐变深，到老年又变淡，呈圆形、卵圆形或不规则形。息肉极少癌变。发病年龄在 20~25 岁。

● **Gardner 综合征**　是指大肠多发性息肉伴有多发性骨瘤和多发性软组织瘤。发病年龄比家族性腺瘤发病晚，多在 30~40 岁，息肉在结肠、直肠内较分散，小肠也可以有，癌变率达 45%。

● **Turcot 综合征**　指息肉病伴中枢性神经系统肿瘤。此病属家族性息肉病范畴，多发生在 25 岁以下。

● **Cronkhite-Canada 综合征**　其特征为胃肠道息肉病伴有色素

沉着、脱毛、指甲萎缩，可出现腹泻、黏液血便、脂肪样便等。此征的息肉不一定全属腺瘤性，也可以是错构瘤，与儿童息肉相似，很少癌变。发病年龄较晚，多在50~60岁。

• Cowden 病　息肉可以波及口腔、胃、小肠等除食道外的全部消化道。伴多发性先天畸形、甲状腺肿瘤、乳腺纤维囊性病。息肉极少癌变。

小贴士

家族性腺瘤性息肉病虽然不能用药物完全治愈，但非甾体类抗炎药物可以使息肉减少或变小，因而可用于减轻症状，推迟手术时间。预防性手术时机以17~20岁为宜，息肉愈多、愈重，如地毯样息肉者宜尽早手术，对等待手术的患者要密切进行结肠镜随诊，以免判断延误而致发生癌变。

✦ 什么是结肠黑变病

结肠黑变病是指结肠固有膜内含有脂褐素物质以致肠黏膜色素沉着的非炎症疾病，检出率在约为0.1%~6.0%之间，是一种少见的非炎症性的、良性可逆性疾病。近年来，随着电子肠镜的广泛应用，该病在中国人群中的检出率有逐渐上升趋势。结肠黑变病主要临床表现为便秘、下腹胀痛、黏液脓血便等症状，内镜下可发现结肠黏膜呈褐色或黑褐色色素沉着性改变，呈现出颗粒状、网格状或豹皮、虎皮花斑样改变，并发息肉等，可累及直肠、乙状结肠甚至全结肠。对习惯性便秘、腹泻、便血和长期服用泻剂的患者，应定期进行肠镜检查，并应警惕结肠黑变病及肠癌和息肉恶变。治疗上要纠正不良排便习惯，定时排便，多食纤维素性食物，多吃蔬菜，水果，减少便秘的发生，同时多饮温盐水，改善睡眠，稳定情绪，少用蒽醌类泻剂。停药6个月以上肠道色素可逐渐消失。

结肠黑变病的发病原因尚未明确，多数学者认为它的发生与大剂量滥用蒽醌类泻药，以及便秘、溃疡性结肠炎有关。绝大多数患者有1~5年的服泻药史，且所服泻药多为含有蒽醌类成分的制剂。由于不良的饮食习惯，如长期的高脂肪、高蛋白、低纤维素食物，另外追求身材苗条而过度减肥等因素，可使肠道反射性蠕动减弱，导致便秘。忽视排便意识，经常使用强泻剂使直肠反射敏感性减弱，排便反射不能产生或产生较弱而导致便秘。不良的生活习惯，睡眠不足，持续高度精神紧张等，均可造成肠蠕动失常，痉挛收缩，导致便秘。而长期使用蒽醌类泻剂，如百合科的芦荟，豆科的决明子、番泻叶，茜草科的茜草，特别是蓼科蓼亚科植物中广泛存在蒽醌类成分，如大黄、虎杖、何首乌、玄参等。这些药物含有番泻甙或大黄酸，均属蒽醌类，长期连续使用则与本病的发生有一定的关系。

结肠黑变病常与结肠息肉和大肠癌共同存在。大肠黏膜黑变是由于受到泻药反复刺激后，色素沉着于大肠固有黏膜引起的，反复的刺激可以直接导致大肠黏膜发生癌变。同时对于长期便秘症状不正规的治疗，也会诱发大肠癌的发生。一些与大肠癌相关的疾病，例如炎症性肠病，也可伴发结肠黑变高，在这时就更需要警惕大肠癌的发生了。

小贴士

预防和治疗结肠黑变病其实并不难，因为这种疾病是可逆的，所以保持良好的排便习惯，逐步摆脱对泻药的依赖是一个很好的方法。良好的饮食、运动习惯，预防便秘也是改善结肠黑变病的一个好方法。对于顽固性便秘同时伴有结肠黑变病的老年患者来说，应就医并换用没有蒽醌成分的导泻药物，同时必须定期进行结肠镜检查。

1. 认识大肠癌

为什么大肠癌的发病率会上升

由于饮食习惯的关系，大肠癌在欧美等发达国家较为多见，但随着我国人们生活水平的日渐提高与传统饮食习惯的改变，大肠癌的发病率也在不断上升。

高脂肪、高蛋白食物的摄入量不断增加，但粗纤维食物的摄入以及运动量减少，使青年人患大肠癌的可能逐渐增大。目前，大肠癌是高危害的消化道恶性肿瘤，发病率已占到常见肿瘤的第四位，仅次于肺癌、胃癌、肝癌，已经是很常见的恶性肿瘤，近年来发病率上升趋势十分明显。

机体运动的减少，对维持肠道的正常功能同样有一定影响。长时间保持坐姿的人，肠道运动常较慢，造成食物在肠道内滞留时间延长，危害肠道健康。同时由于工作生活压力增大，生活不规律，所以容易造成人体免疫力下降。

吸烟、过度饮酒与大肠癌的发病也有一定关系。过度饮酒者的大肠癌的发病率要高于普通人群，无论是啤酒、葡萄酒还是白酒，过度饮用都会增加大肠癌发病的危险性。虽然吸烟貌似与大肠癌的发病没有多大关系，但吸烟的人，罹患大肠癌的危险性还是要比普通人高。现代人因工作的需要，不可避免地要参加一些应酬活动。应酬中，吸烟、饮酒往往多于平时，这也可能是造成大肠癌发病率上升的一个因素。

小贴士

早期发现对于大肠癌的治疗非常重要，有肿瘤家族史、喜食高蛋白、高脂肪、不喜欢蔬菜高纤维素饮食者，有结核病、慢性溃疡性结肠炎以及经常出现便血的人是肠癌高危人群，一定要定期进行检查。

大肠癌的发生与哪些因素有关

大肠癌的病因尚未明确，下列因素可能与其发病有关。

饮食因素 大肠癌的发病情况在不同国家、不同地区差异很大，一般认为高脂食谱与食物纤维不足是主要发病原因。高脂肪饮食，特别是含有饱和脂肪酸的饮食，食用后使肠内的胆酸、胆固醇量增加，在肠道细菌的作用下，此两者的代谢产物可能为大肠癌的致病物质。食物纤维（如纤维素、果胶、半纤维、木质素等）能稀释肠内残留物，增加粪便量，使粪从肠道排空加快，减少致癌物质与大肠黏膜接触的机会，故进食富含纤维的食物可减少大肠癌的发病机会。

结肠息肉 据统计，结肠息肉者大肠癌的发病率高出无结肠息肉者约5倍。结肠息肉主要为管状腺瘤与乳头状腺瘤（亦称绒毛状腺瘤）。组织病理学证实，结肠腺瘤可癌变，尤其是后者的癌变率可达40%~50%，家族性多发性结肠息肉病，癌变发生率更高。

慢性大肠炎症 溃疡性结肠炎的大肠癌发生率高于正常人群5~10倍，慢性细菌性痢疾、慢性阿米巴肠病以及克罗恩病发生大肠癌者比同年龄正常人群高。在炎症增生的过程中，常可形成炎性息肉，进而发生癌变，但所需时间较长，比结肠息肉的大肠癌发生率略低。

其他因素 亚硝胺类化合物，可能是大肠癌的致病因素之一。女性生殖系癌经放射治疗后，常引起放射性直肠结肠炎，少数可发生癌变。慢性血吸虫病，因肠壁虫卵沉积与毒素刺激，可能导致肠黏膜慢性溃疡、上皮增生、炎性息肉形成，进而引起癌变。

哪些人属于大肠癌高危人群

高危人群是指容易罹患某种疾病的人群。在大肠癌的高危人群中，应当注意的是有家族性腺瘤性息肉病和遗传性非息肉病性结直肠癌家族史的成员。顾名思义，上述两种疾病都具有遗传性，它们的发病都与某些基因的突变或缺失有关，该类人群发生大肠癌的概率高，且发病年龄较早。因此，加强对于上述人群的密切随访，对于预防大肠癌的发生是很有益的。

对大肠癌高危人群进行研究，不仅有助于对大肠癌病因进一步了解，而且还有利于降低大肠癌的发病率和病死率。

所谓大肠癌高危人群包括以下几种：

● 大肠癌高发地区的成人；

● 过去曾罹患大肠癌，并经手术治疗的患者；

● 大肠癌患者的家庭成员；

● 慢性溃疡性结肠炎患者；

● 曾患有大肠息肉者，或是父母、兄弟姐妹被发现有家族性结肠多发性息肉病（息肉数在 100 个以上）；

● 家庭人员曾患有腺癌（如肺癌、肠癌、胃癌、甲状腺癌和乳腺癌）者；

● 血吸虫病患者；

● 盆腔接受过放射治疗者。

以上这些人群的人在日后罹患大肠癌的概率，较一般正常人群的人高出许多。因此对大肠癌的防治更需要予以注意。

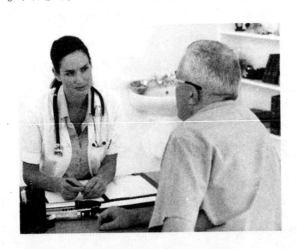

肠易激综合征与大肠癌有什么关系

肠易激综合征（IBS）指的是一组包括腹痛、腹胀、排便习惯改变和大便性状异常、黏液便等表现的临床综合征，这些表现持续存在或反复发作，经检查可以排除引起这些症状的其他器质性疾病。

肠易激综合征的病因尚不明确，但情绪因素、饮食、药物或激素均可促发或加重这种高张力的胃肠道运动。精神心理障碍是肠易激综合征发病的重要因素。有些患者有焦虑症、恐惧症、成年抑郁症或躯体症状化障碍。

所谓肠易激综合征报警特征指的是一系列可以提示恶性肿瘤及其他器质性疾病的特征性个人史、家族史和临床表现。年龄超过45岁的患者即使没有任何症状，医师也可能会建议他每年进行一次结肠镜检查，因为45岁之后的大肠癌发病率明显增加。类似的特征还有很多，大概包括：①粪便发黑或粪中带血；②有大肠癌家族病史；③在夜间出现症状；④贫血；⑤近期出现体重下降；⑥症状出现时间短、进展快；⑦中老年人。在有慢性腹泻、腹胀、便秘或大便习惯改变且符合上述任意一条报警特征的时候，患者必须要接受结肠镜检查，如果仍因害怕而拒绝检查，常易导致器质性疾病或恶性疾病的贻误或漏诊。由于便中带血常不易察觉，所以在出现肠易激综合征症状后应进行粪常规检查，也是早期鉴别肠易激综合征和大肠癌的重要手段。

肠易激综合征患者不必过于担心自己会得大肠癌，但是出现肠易激综合征症状时一定不能掉以轻心，如果同时存在报警特征，应及时就医。

炎性肠病会恶变吗

炎性肠病有两个概念。一个是广义的，一个是狭义的。各种炎性肠病都可以叫广义炎性肠病。但是狭义的就是指两个病，一个是溃疡性结肠炎（UC），一个是克罗恩病(IBD)。一般来说是累及回肠、直肠、结肠这些的都可以叫炎性肠病，临床表现一般都是腹泻、腹痛，甚至有些人可以有血便，总的来说，凡是有肠道炎症的情况都可以叫做广义的炎性肠病。造成炎症病变的原因很多，有的是单纯的细菌感染，有一些是病毒的感染，有一些是寄生虫的感染，还有一些自身免疫病的原因（像红斑狼疮），它们都可以影响到肠道。

炎性肠病，特别是溃疡性结肠炎在反复发作的过程中，可能会出现假性息肉。出现假性息肉说明溃疡性结肠炎在治疗好转的阶段，如果单纯的炎性息肉不用管它，因为这是一个病变的阶段。但如果活检发现有腺瘤就不是单纯的溃疡性结肠炎炎性反应。

炎性肠病患者的很多症状在大肠癌患者也可以出现，那么炎性肠病与大肠癌有什么关系呢？因为炎性肠病和大肠癌均存在复杂的病因，且与环境、遗传等因素相关，所以两者之间可能存在一定的联系。虽然炎性肠病只是炎症，但是研究显示炎性肠病患者日后发生大肠癌的可能性要明显高于普通人群。炎性肠病病变位于左半结肠时，大肠癌发病率是普通人的3倍，如果病变累及全结肠，大肠癌的发病率可达到普通人的15倍，幼年起病者日后大肠癌发病率更是高得惊人。炎症程度和持续时间也与发生大肠癌的危险性相关。

虽然年轻人发生大肠癌的概率不高，但是出现便血、消瘦等症状时不可掉以轻心。无论是炎性肠病还是大肠癌，早期发现和及时治疗都是有效控制病情发展的手段。对于炎性肠病患者来说，定期随访、规范治疗可以减少炎症的程度和持续时间，也是减少日后大肠癌发生危险性的好方法。同时定期做结肠镜检查，也是早期发现炎症性肠病和大肠癌的重要手段，所以在出现疾病报警症状后，应当主动配合医师进行结肠镜检查。

✦ 痔疮会不会癌变

痔疮是肛门部最常见的一种疾病，一般分为"内痔"和"外痔"，外痔是肛门外的皮赘，患者通常症状不多，一般无需治疗，内痔是直肠与肛门连接部黏膜下静脉扩大曲张所形成的静脉团，发生在肛门内2~3厘米处。

内痔和直肠癌是两个不同的病，它们的发病原因绝然不同：内痔发生在肛门或直肠下端的黏膜下的痔静脉，直肠癌发生在直肠的黏膜上。即使有些肛管癌与内痔是相同的部位，但肛管癌来自肛管上皮，也不是发生于痔。

虽然痔疮本身不会癌变，但由于其与直肠癌、炎症性肠病等具有相同的临床症状——便血，故有些直肠癌患者常常会忽视自己的病情，不愿做进一步检查，仅当痔疮治疗，因而耽误了病情。还有一种情况需要注意，即痔疮患者伴有肛门直肠癌病变，其早期病变组织小，体征不明显，易被漏诊。因此痔疮患者，尤其是有相关癌变家族史的痔疮患者，更应仔细检查及时复诊。

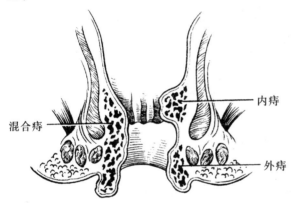

混合痔

内痔

外痔

大肠癌会传染吗

研究表明，大肠癌不具有传染性。一般癌细胞正常转移有四条途径，即直接蔓延、淋巴道转移、血道转移和种植转移，并且一般正常的皮肤接触不会被传染。即便是植入性癌细胞转移，在他人体内照样不能存活，会被异体内强大的免疫排斥力给杀死。再者，国际医学界并没有将大肠癌及其他癌症列入可传染病，更没有采取任何的隔离措施。很多的肿瘤治疗医院的医护人员罹患癌症的概率并不比一般人群高。相反却很低，因为他们知道相关的医疗和预防知识，在平时就非常注意各种饮食习惯和卫生防护。因此，大肠癌不会从一个人身上传染给另一个人。只要平时注意饮食和卫生，并定期到医院做检查，为身体排除隐患，那么癌症的发病率就会大大降低。

研究表明，大肠癌的发生与环境、生活方式、尤其是饮食习惯密切相关。而生活在一起的人们其居住条件和环境、一日三餐食谱、饮食喜好偏向、烹饪的方式等等，都是基本相同或者相近的，所以这可以解释为何夫妻同病，以及地区高发病的原因。

大肠癌会遗传吗

在消化系统恶性肿瘤中，大肠癌的发生与遗传关系最为密切。如果家中有两位大肠癌患者，且都是父母与子女或同胞兄弟姐妹关系，那么就需要提高警惕了。

有数字表明：在20%~30%的大肠癌患者中，遗传因素扮演着重要的"角色"。其中，1%为家族性多发性息肉病例，5%为遗传性非息肉病性大肠癌综合征病例。患者年龄越轻，家族中一级亲属发生大肠癌的风险越高；年龄小于40岁的大肠癌患者，一级亲属危险性是55岁的6倍。因此，对于有大肠癌家族史的家族成员，尤其是发病年龄在40岁以下患者的家族成员，应高度重视并定期做健康体检。

家中如有大肠癌患者，其直系亲属应注意观察有无排便习惯和排便性状的改变，如是否出现便秘、便次增多、脓血便以及腹痛、腹胀或肠梗阻等表现。如出现以上症状，应到医院进行大便潜血试验、血清癌胚抗原、肛门指诊及内视镜检查等，以尽早发现可疑癌变。

小贴士

当有直系亲属罹患大肠癌时，请不要恐慌。只要能听从医师的嘱咐定期随访，相信可以早期预防、早期诊断，做到防患于未然。

大肠癌的前期预警症状有哪些

（1）**粪便带血** 由于大肠癌病变部位较深、起病隐匿，一般早期仅见粪便隐血阳性，逐步发展为血便及黏液血便。便血往往是直肠癌患者的第一个症状，早期出血量很少，多在大便表面一侧附有新鲜血痕。少数患者在粪便排出后，随之排出较多量滴状的新鲜血液。有时由于血量少，或在体内停留时间长，肉眼不能觉察，但进行粪便隐血试验时呈阳性。大肠癌的便血特别需要与痔疮、肛裂、菌痢、肠炎、肠息肉及溃疡穿孔等疾病引起的便血进行鉴别，以防误诊、误治。

（2）**大便习惯和性状改变** 当大肠肿瘤相对较大且有糜烂、溃疡或感染时才可能发生大便习惯、次数的改变，以及便秘或不明原因的腹泻。直肠癌患者大便次数可增多，但每次排便不多，甚至根本没有粪便，只是排出一些黏液、血液，且有排便不尽的感觉。如果癌肿突出向直肠腔内生长，导致肠腔相对狭窄，则排出的大便往往变细、变形，可呈扁形，有时变形的大便上附着一些血丝。

（3）**腹部不适，隐痛或腹胀** 大肠癌患者因肠道功能紊乱，或者肠道梗阻，常出现腹胀、腹痛，腹痛的发生率更高。疼痛一般持续存在，部位多集中在中下腹部，程度轻重不一，多为隐痛或胀痛，还有逐渐加重的趋势。

（4）**原因不明的贫血或体重减轻** 由于肿瘤生长的消耗、长期慢性便血，患者可以出现脸色苍白、乏力、头晕、消瘦等贫血症状及低热、进行性消瘦、肝肿大、浮肿、黄疸和腹水等。

（5）**腹部可扪及肿块** 多见于右腹部，是右侧结肠癌的表现之一，提示已到中晚期，肿块表面可有结节感，一般可以推动，但到肿瘤晚期时则固定，如合并感染可有一些压痛。

大肠癌早期一般症状多不典型，容易遗漏，但只要能够重视上述症状，一旦发现这些症状，应及时到医院检查，相信早期发现病变，大肠癌完全治愈不是奢望。

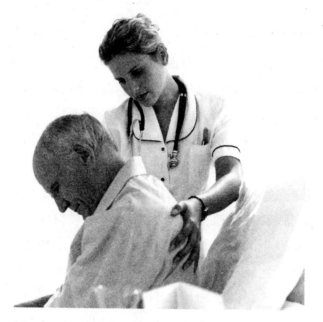

哪些患者需要做结肠镜检查

结肠镜检查是一种很常用的检查手段，一般在门诊时就可进行，通常不需要进行全身麻醉，也不需要住院。当患者出现以下情况时需及时进行结肠镜检查：

▲大便习惯和性状的改变，如大便次数增加或便秘、大便形状改变、或者出现血便或大便潜血；

▲原因不明的下消化道出血；

▲腹痛、腹泻反复发作；

▲钡剂灌肠或临床高度怀疑大肠恶性肿瘤；

▲钡剂灌肠发现回盲部病变而不能明确性质；

▲为明确大肠息肉或溃疡性结肠炎的病变范围；

▲血清癌胚抗原升高；

▲有大肠癌家族史的直系亲属，尤其是家族性结肠息肉病恶变引起的大肠癌患者的直系亲属，应该一年做一次结肠镜检查，以便及时发现可能出现的异常情况；

▲大肠癌手术前的常规检查以除外多发肿瘤；

▲息肉需进行内镜下切除者，或者大肠癌或大肠息肉手术后进行随访。

但是并非人人都适合结肠镜检查，有些情况下是不能进行结肠镜检查的，如急性肠炎患者、肛门周围有脓肿的患者均须等病情缓解后方可进行结肠镜检查。另外怀疑存在腹膜炎、肠穿孔或肠黏连的患者，有严重的心血管疾病者，妊娠者或者有凝血机制障碍性疾病的患者均不适合进行肠镜检查。除此之外，精神病患者如果不能配合检查者，也不应该进行结肠镜检查。如果患者既有适应症，又有禁忌症时，要等禁忌证解除后方可进行结肠镜检查。

 大肠癌在临床上如何分期

大肠癌手术切除后，临床上，医师会对每位大肠癌患者的病情根据大肠癌的大小和扩散转移范围来进行临床分期，用来确定大肠癌发展的程度和早晚。它不仅是制定治疗措施的重要依据，也是判断预后的最有价值的标准，大肠癌常用的临床分期方法有 Dukes 分期和 TNM 分期。Dukes 分期主要依据 1932 年英国病理学家 Cuthben Dukes 先生所提出的分期方法分而得名。TNM 分期是将恶性肿瘤按肿瘤大小 (T)、区域淋巴结转移 (N) 和远处转移 (M) 进行分期。

在 Dukes 分期中，A 期是表示癌灶未穿出肌层，无淋巴结转移；B 期是表示癌灶已穿出深肌层并侵入浆膜层、浆膜外或直肠周围组织，但没有淋巴结的转移；C 期表示癌灶伴有淋巴结转移；D 期表示癌灶伴有远处器官的转移，或因局部广泛浸润或淋巴结广泛转移而切除术后无法治愈或无法切除者。

在 TNM 分期中，T 是表示诊断时原发肿瘤的局部浸润，N 是表示区域淋巴结转移，M 是表示肿瘤的远处转移。

T 表示原发灶

- T_X 表示原发灶情况无法评估。

- T_0 表示无原发肿瘤证据。

- Tis 原位癌表示上皮内癌或黏膜内癌未穿过黏膜肌层而达黏膜下层。

- T_1 表示癌侵犯黏膜下层。

- T_2 表示癌侵犯肠壁固有肌层。

- T_3 表示癌已浸透固有肌层达浆膜下，或原发灶位于无浆膜层的结肠、直肠时，癌已侵犯结肠旁或直肠旁组织。

- T_4 表示癌已穿透腹膜或直接侵入其他器官。

N 表示区域淋巴结

- N_X 表示区域淋巴结无法评估。

- N_0 表示区域无淋巴结转移。

- N_1 表示 1~3 个区域淋巴结转移。

- N_2 表示 ≥4 个区域淋巴结转移。

M 表示远处转移

- M_X 表示无法评估有无远处转移。

- M_0 表示无远处转移。

- M_1 表示有远处转移。

目前，大肠癌的分期主要根据肿瘤及邻近组织病理检查，Dukes 分期名称繁多，应用时难以统一命名。TNM 分期简洁方便，更能准确反映大肠癌的临床和病理情况，因此在临床上更为常用。

大肠癌常见的临床症状有哪些

大肠癌的症状在临床上常常容易与一些常见的大肠直肠良性疾病相混淆，这些良性疾病包括便秘、痔疮、大肠息肉病或功能性的大肠直肠疾病等。因此我们有必要好好地认识一下大肠癌的症状，并提高警觉性，尽可能做到早发现恶性肿瘤并予以治疗，从而达到最佳的治疗效果。

● **排便习惯与粪便性状的改变**　这些改变常为最早出现的症状，多表现为排便次数增多或便秘，或便秘和腹泻交替出现；可出现黏液便、脓血便，依据病变部位的不同及出血量的不同可表现为肉眼血便，或表现为大便潜血试验阳性者，因而大便潜血试验也常作为大肠癌筛查的一种方法。

● **腹痛**　癌肿常有糜烂、坏死与继发感染，而使相应的肠段蠕动增加，肠曲痉挛，多可引起不同性质与程度的腹痛，一般见于右侧大肠癌，表现为右腹钝痛，或同时涉及右上腹、中上腹；因胃结肠反射加强，可出现餐后腹痛。左半结肠肠腔不如右半结肠肠腔宽大，乙状结肠肠腔狭小且与直肠形成锐角，而粪便在左半结肠已成形，因此左半结肠癌容易引起慢性进行性肠梗阻，可出现腹绞痛，伴有腹胀、肠鸣音亢进与肠型。晚期患者因有腹膜后转移，浸润腰骶神经丛，常有腰骶部持续性疼痛。

● **肠梗阻症状**　多发生于大肠癌的晚期，为癌肿堵塞肠腔所致。常先出现为低位不完全性梗阻，表现为腹胀与便秘，腹部胀痛或阵发性绞痛，当发展至完全性肠梗阻时，症状加剧。而左侧大肠癌有时可以急性完全性大肠梗阻为首发症状。

● **腹部肿块**　肿块质坚硬，大小不等，表面呈结节感，一般可以推动，到后期则固定不移，合并继发感染时可有压痛。癌肿多见于右侧腹，是右侧大肠癌的表现之一，肿块位置的高低取决于癌肿的部位，盲肠、升结肠、结肠肝曲癌的肿块分别位于右下、右中、右上腹，横结肠癌的肿块可在脐周扪到。腹部肿块提示为体积较大的息肉型癌肿或已有肠周围器官转移。

● **全身表现**　可有贫血、消瘦、乏力、低热等全身表现，乃因癌肿消耗、癌肿溃烂失血，以及感染、毒素吸收等所致。晚期可出现恶液质及因肠癌局部或全身转移而出现的相应症状。通常左侧大肠癌以肠梗阻、便秘、腹泻、血便及黏液血便症状为明显，而右侧大肠癌则以贫血、消瘦等全身症状，以及腹部肿块为明显。

● **其他症状**　肿瘤继发感染或坏死可以引起畏寒及发热。穿孔可以引起全腹疼痛。侵及泌尿系统可以引起尿频、尿急、尿痛等症状。晚期可以出现肝肿大、黄疸、腹水等症状。

✦ 大肠癌晚期有哪些全身症状

由于大肠癌症状隐蔽，当患者出现便血、腹痛就诊时，70%的检出者已属于晚期。晚期常见的全身症状有食欲不振、腹部包块、癌性发热、消瘦、体重减轻、贫血及全身无力等。这些是因为恶性肿瘤本身是消耗性疾病，加上患者患病后营养摄取能力减弱所致。此外，有些全身症状与肿瘤生长位置有关。

▲**右半结肠癌**　常表现出腹部肿块、贫血、便血、腹痛、全身乏力与消瘦等症状。其中腹痛占右半结肠癌各种症状的首位。早期患者仅在进食后有右侧腹部隐痛。进展期、晚期患者则有右腹持续性胀痛或钝痛，由于腹痛定位不准确，有时甚至类似于胆囊炎和十二指肠溃疡的表现。右半结肠癌患者大便潜血试验常阳性，长期的大便潜血最终导致贫血。

▲**左半结肠癌**　最常见的症状是便血，且多为粪便表面带有暗红色血，有时伴黏液，易被患者发现而引起重视。另外，左半结肠肠腔狭小，肿瘤生长易致肠腔缩窄，故而癌性肠梗阻引起的腹痛也较多见。

▲**直肠癌**　直肠是固体沉渣排泄的最后通道，因此直肠癌患者常

表现为便血及排便习惯的改变，且鲜血与大便不相混淆，有时便血中含有血块和脱落的坏死组织。由于肿瘤生长于直肠，常常刺激患者产生便意，多者甚至每日数十次，有时伴持续性肛门坠胀感及排便不尽感，大便常变细、变形，甚至排便困难。

▲**肛管癌、肛门癌**　约占大肠癌患者总数的2%，出血和疼痛是主要表现。由于肿瘤早期即可侵及神经引起疼痛，尤其在排便时，疼痛加剧，患者因恐惧而造成害怕排便，导致便秘。扩张肛管的检查可使疼痛加重，患者常常拒绝。当肿瘤侵及肛门括约肌后可引起大便失禁；当出现转移、累及神经时，常有顽固的会阴部疼痛，并向大腿内侧放射；晚期肿瘤还可引起局部侵袭，若侵及骶前神经丛，出现骶尾和腰部疼痛。

为什么大肠癌的部位不同临床表现也不同

由于直肠及左右侧大肠在解剖及生理功能上有所不同，造成临床表现也不同。

右半结肠癌　右半结肠在解剖及生理上有如下特点：①肠壁较薄，肠腔较为宽大；②右半结肠活动较小、较密，粪便在这里呈稀糊状；③血管及淋巴组织较多，担当吸收功能的"清道夫"较多。故在发生癌肿时有如下临床表现：①由于肠腔大，发生肠梗阻的比例较左侧为低；②由于流经的大便为稀糊状，故因大便摩擦而引起出血的症状较左半结肠少，在少量出血时，由于血液和粪便混合均匀，以致肉眼不易察觉，常常需要行粪便隐血实验才能发现；③由于担当吸收功能的"清道夫"较多而造成全身中毒症状明显，常表现为乏力、消瘦、贫血、腹部肿块、腹痛等；④右侧腹部往往可触及肿块，表面呈结节状，早期肿块可活动，如癌肿侵犯到周围组织的"领地"，则活动度差或不能活动。

左半结肠癌　左半结肠解剖及生理上有如下特点：①肠腔较右半

结肠狭小；②粪便由糊状变成半固体或固体状；③距离肛门近；④原发肿瘤多为浸润型癌，呈环形生长，易致肠腔环状狭窄。因此，临床表现以便血、黏液血便、脓血便、大便习惯改变、肠梗阻等症状多见。便血是左半结肠癌最常见的症状，由于左半结肠肠腔小，大便为固体，而固体大便对癌肿的摩擦，及左半结肠较右半结肠蠕动强均易造成癌肿表面损伤、破裂，引起出血，出血后肠腔内的血液与大便混合不均匀，又很快排出体外，故常为肉眼血便，因易发觉就诊早，发生贫血者较右半结肠癌少。大便习惯改变也是左半结肠癌患者常见的症状之一，肠梗阻以左半结肠癌多见，较右半结肠癌发生梗阻者多 8 倍。

直肠癌　由于直肠的主要功能为排便，因此直肠癌突出表现为便血、大便次数增多、排便不畅和里急后重等。此外，若直肠癌侵及邻近器官则会出现尿频、尿痛、尿急等症状。

✦ 为什么大肠癌会出现黏液便和脓血便

由于结肠癌的症状无特异性，常与其他疾病症状极相似，也可出现腹泻、黏液便、脓血便、腹痛和里急后重等类似痢疾的症状。实际上，黏液便、脓血便并非痢疾所特有，只要肠道出现任何病原菌和（或）毒素及其他各种因素作用于肠道黏膜，使之损害，发生炎症，均可出现肠黏膜充血、水肿，并使水分吸收功能受损，肠道中水分及内容物增加，即可发生腹泻或稀便。当致病因素作用于肠道黏膜，使大量黏液或纤维素进入肠道，则可出现黏液便。当炎症波及黏膜固有层，引起肠壁血管痉挛、血液循环障碍，就可引起肠黏膜上皮细胞缺血、变性、坏死脱落，就可以出现脓血便，所以如果结肠癌并发痢疾或伴发细菌感染均可出现痢疾样症状。

由于大肠癌所处的特殊部位及环境，几乎所有的患者出现血便时，其间均混有脓细胞和黏液，形成黏液便或黏液脓性血便。大便内带黏液的多少与与癌种本身的性质有相关性。如绒毛状腺瘤癌变者分泌大量的黏液，患者多有明显的黏液便。其次为溃疡性癌，由于溃疡常伴有继发感染，使肠黏膜分泌黏液增多。黏液便与肿瘤部位也有关系。右半结肠癌所分泌的黏液由于肠蠕动细小而频繁，使黏液与稀糊状大便混合均匀，因而黏液不易被肉眼发觉。而左半结肠中的粪便已渐趋成形，黏液与大便常不混淆，易被发现。临床黏液血便的发生率较单纯血便为高。无论黏液是单独排出或与大便混合，常伴随血便出现。黏液血便应被看做是对诊断结肠癌有高度提示意义的症状。

小 贴 士

里急后重是医学术语，形容腹泻拉肚子时的一种症状。"里急"指未排便前一阵一阵的腹痛，迫不急待欲大便；"后重"是指排便时的窘迫，排便不畅，肛门有重坠时感觉，总有拉不干净的感觉，拉完了还想拉，实际上根本没有什么大便了，因为基本上都拉完了。

大肠癌的腹痛有哪些特点

大肠癌患者常常出现腹痛症状，在大肠癌就诊患者中腹痛发生率约占 60%~80%，它的发生率比腹胀高很多。腹痛的原因主要有以下几个方面：①肿瘤的局部侵犯，尤其是侵犯到黏膜下层或肌层时，疼痛则随着侵犯的深度增加，其出现的频率和程度亦随之增加和加重；②肿瘤所致的肠道刺激引起的疼痛；③肿瘤侵犯到其他邻近器官相互黏连时造成的牵拉痛，当患者行走或活动时疼痛可明显加重；④肿瘤所致肠腔梗阻引起的疼痛；⑤肿瘤所致癌性肠穿孔造成的腹部疼痛。

患者对大肠癌疼痛的性质常表述为隐隐作痛、钝痛及刀绞样痛，或仅在进食后可有腹部隐痛和腹胀，有时可类似于胆囊炎或十二指肠溃疡的症状，这主要是因为腹痛定位不准确造成的。少数患者还可出现后背痛，这主要与结肠受到了牵拉有关。

按疼痛的时间可分为阵发性疼痛和持续性疼痛。阵发性疼痛多出现在肠腔梗阻时，由肿瘤造成的肠道刺激所引起，疼痛间隙时如同常人；而当肿瘤侵透肠壁全层并与周围组织发生黏连后，疼痛可加剧并转为持续性疼痛（疼痛无明显间歇）。突发腹部剧痛并伴腹部压痛、

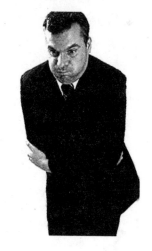

触摸腹部如木板样则提示肠穿孔，这时需紧急行剖腹探查术。如病灶位于直肠和肛管部位，则腹痛发生率相对较少，其疼痛感觉靠下，以持续性疼痛为主，并在排便时明显加重。当肿瘤侵及骶丛神经和骶骨后，可引起持续的剧烈疼痛如刀绞样痛，患者常常难以忍受。此外，腹痛的特点与患者的年龄也有一定的关系，如中老年大肠癌患者的腹痛多为隐隐作痛，青年患者疼痛则以剧烈腹痛居多，这可能与老年人疼痛敏感度的降低有一定关系。

为什么肠梗阻以左半结肠癌多见

大肠癌发生肠梗阻约占所有肠梗阻的 20%~55%，多见于老年人。患者在发生梗阻之前常有大肠癌的常见症状如腹泻、血便等；若等到梗阻时，患者感觉最明显的还是排便习惯的改变，如大便费时费力，甚至不再排便排气，此时多数患者会感到小腹部一阵阵的胀痛，恶心、呕吐等。结肠梗阻的常见部位依次为：乙状结肠、脾曲、降结肠、横结肠、直肠、盲肠、升结肠。大肠癌发生肠梗阻时以左半结肠癌多见，较右半结肠癌发生梗阻者大约多 8 倍，其原因有三。

▲**与肿瘤的病理类型有关**　左半结肠癌多为浸润性癌，这种类型的癌肿主要围绕肠腔四周生长，常常会导致肠腔环形狭窄而发生肠道

梗阻，其中 2/3 发生于结肠脾曲以下。

▲**与粪便形状有关** 粪便由右半结肠运行到左半结肠时，水分已被大部分吸收，这时大便干结成形，逐渐形成半固体状或固体状，硬度大，难以通过狭窄的病灶部位，这也是导致左半结肠癌易发生慢性肠梗阻的重要原因之一。

▲**与左半结肠本身的结构有关** 从结肠脾曲以下的结肠开始变细，至乙状结肠末端其内径仅约 2.5 厘米，且与直肠形成锐角，所以肠梗阻容易发生在左半结肠。

 ## 为什么有些大肠癌患者以贫血为首发症状

大肠癌患者中以贫血为首发症状到医院就诊的约占 5%。这类患者常被误诊为缺铁性贫血，给予补铁治疗效果不佳而最终进行肠镜检查发现是大肠癌。因此，凡不明原因贫血患者，特别是中老年人，都应考虑是否有大肠癌的可能。粪便隐血试验检查是筛查这类大肠癌的重要手段。

大肠癌引起贫血的主要原因有以下几点。

①大肠癌表面黏膜发生糜烂、溃疡出血引起的长期慢性失血，这是导致贫血发生的主要原因，但由于这种慢性失血比较隐蔽，不易被患者发觉，此时只要取点大便做个粪便隐血试验就可以发现这种失血了。少数情况下肿瘤也可直接侵蚀血管造成血管损伤破裂引起的急性失血引起贫血，此时大多表现为肉眼可见的血便，患者也容易发现。

②大肠癌引起的人体营养摄入障碍和胃肠道功能紊乱、消化吸收差导致造血原料来源不足，此时患者常常抱怨"茶不思，饭不想"。

③大肠癌本身生长需要大量的营养物质，从而造成的对营养物质掠夺性消耗，犹如"寄生"在体内的寄生虫毫不客气地掠夺我们的营养，使造血原料消耗过多而导致贫血的发生。

④晚期大肠癌可转移至骨髓，直接对造血系统构成破坏，从而使

骨髓造血储备功能降低，造血的"发源地"出现危机而导致贫血发生。

无论是慢性失血、造血原料来源不足、造血原料消耗过多、造血的"发源地"出现危机还是各因素叠加作用均可导致贫血的发生。当发生贫血时患者常感到疲乏、困倦、软弱无力，当贫血程度严重时可出现心悸、气短、头痛、头晕、耳鸣及注意力不集中等表现，女性患者还可出现月经失调。

大肠癌贫血的程度与肿瘤的大小和范围没有直接的关系。如果大肠癌的存在已很明显，则贫血的原因较易明确。因此当贫血原因未明确时，必须考虑或排除由大肠癌所致的贫血。凡年龄40岁以上，特别是男性，发现贫血是缺铁性的而无明显的缺铁原因时，必须首先认真考虑大肠癌的可能。

青年人患大肠癌有哪些特征

在青年人大肠癌中，男性多于女性，男女之比大致为1~2.5:1。我国青年人大肠癌发病率高，恶性程度高，早期诊断率低，误诊率高，所以早期发现更加重要。

青年人大肠癌的临床表现与中老年人大肠癌相似，但症状往往不如中老年人典型，常呈隐匿发展。由于青年人大肠癌的早期临床表现常不明显或缺乏早期症状，许多症状与胃肠道及腹腔的其他疾病类似，缺乏其特殊性，加之青年人对疾病的忍耐力较强，观念上认为患癌的可能性小，因此往往难以引起人们的重视。

患者从有自觉症状到确诊的时间一般为1~36个月。最常见的临床症状是便血及大便习惯的改变，包括大便次数增多、黏液便、大便变细及变形等。但青年人大肠癌患者出现上述症状的同时伴有里急后重感和腹泻，有些人就被扣上了"慢性结肠炎"、"慢性菌痢"、"肠功能紊乱"的帽子，有些人可因血便常被当作"痔疮"、"肛裂"而未给予重视，因此青年人大肠癌常常需与痢疾、结肠和直肠炎及其他肠道疾病等鉴别。除上述症状外，有的还合并腹痛及腹胀，严重者出现肠梗阻症状，同时伴有消瘦及贫血，此时大部分患者已达晚期。青年人大肠癌中最常见的症状是腹痛，约占 60%，其次是大便习惯的改变、便血、恶心、呕吐、体重下降。

有一部分青年人大肠癌，唯一的早期临床表现是腹痛。慢性的、阵发性的腹痛多见于结肠癌。

由于大肠癌的治疗以根治性手术最为有效，而根治性手术的关键在于早期发现、早期诊断。因此，对于青年人腹泻、腹痛、黏液便及血便，切不可掉以轻心，经常规治疗无效后，应进一步去医院行直肠指诊、电子结肠镜等检查，以排除大肠癌。

如何早期发现大肠癌

早期发现大肠癌意义重大，因此临床上要致力于做到早期发现。根据目前的研究现状，可以从以下几个方面加以重视，以争取切实做到早期发现大肠癌。

● 积极做好大肠癌的科普宣传，改变不良生活习惯，使大众熟悉大肠癌的早期症状，以便早期发现大肠癌。

● 开展大肠肛门疾病的普查普治，选择性使用粪便潜血、结肠镜和钡剂灌肠等检查手段，以便早期发现大肠癌及癌前病变并及时治疗。切除腺瘤可大大降低大肠癌的发病率。

● 医师要加强对大肠癌的认识，对有大便习惯、性状改变，腹痛和腹胀的患者，不要仅满足于肠炎、痔疮、阑尾炎、胆囊炎、胆囊切除术后综合征或黏连性肠梗阻等诊断，对可疑病例，应进行肠镜或钡剂灌肠检查以明确诊断。

● 重视直肠指诊，要贯彻直肠指诊是一般体检的重要程序，不要仅限于肛肠科和普外科医师才会做。

●结肠镜检查发现病变后，活检要取材适当，多点取材，病理诊断与临床不符时，应重复取材。

●在进行肠梗阻、胆囊和阑尾等手术时，若发现症状，体征与手术所见不符时要仔细探查大肠，以免漏诊大肠癌。手术后仍有腹痛、腹胀、长期低热、贫血、消瘦、大便性状改变及存在不全肠梗阻的患者，应警惕大肠癌的存在，积极进行钡剂灌肠及结肠镜检查，及早发现病灶并及时处理。

●充分利用辅助检查如肠镜或钡剂灌肠等，建立合理有效的诊治程序和良好的随访机制。特别强调对高危人群，如有肠道症状的人群、大肠腺瘤、有大肠癌患病史和家族史、克罗恩病和溃疡性结肠炎等患者应积极随访。

总之，普及大肠癌知识，医师和患者双方都要加强对大肠癌的认识，减少误诊漏诊，早期发现、早期诊断和早期治疗是提高大肠癌生存率的关键。

大肠癌转移途径有哪些

大肠癌转移途径主要有四种，即直接浸润、种植播散、淋巴转移或者血行转移。

直接浸润　即大肠癌沿着肠管周径及向深层浸润，而平行肠管长轴方向的扩散较少。可以突破浆膜层而侵入邻近器官如肝、胆、膀胱、子宫或阴道等，而形成转移灶，或造成腹腔内种植性播散。

种植播散　也是大肠癌转移的常见方式，种植播散的方式有：腹腔种植、肠腔种植和医源种植。腹腔种植是癌细胞侵犯至浆膜外时，可以脱落至腹腔内其他器官表面，引起腹腔种植播散。好发部位有大网膜、肠系膜、膀胱直肠凹和子宫直肠凹等，以直肠子宫陷凹附近，也可见种植到阴道的，另外也可以广泛种植于腹腔内，形成癌性腹膜炎。大肠癌的种植转移也可以发生在肠腔内，即肠腔种植，由于大肠癌灶细胞脱落并附着在附近黏膜上，若恰好这里肠黏膜有损伤，则可在破损处发生种植，这也可能是大肠癌常有多发病灶的原因之一。但是若癌细胞附着处黏膜完整，癌细胞则不会种植生长。临床上还可以见到少数的医源种植，多在手术过程中，种植于吻合口和腹壁切口等处，这种情况应该在手术时采取防范措施，加以避免。

淋巴转移　近年来对于大肠黏膜的超微结构研究确认，大肠黏膜内无淋巴管存在。因此，大肠的黏膜内癌无淋巴结转移的可能，但如病变浸润到黏膜肌层以下，则有淋巴结转移的可能。淋巴转移一般先转移到沿边缘动脉与结肠平行的淋巴结，再沿供应病变肠段的肠系膜血管到血管蒂起始部的淋巴结，这种先沿肠管平行方向走行，再沿着系膜血管走向中枢的淋巴结转移途径，是大肠癌的特征。少数情况下，也可不依次序而呈跳跃式转移，尤其引流区的淋巴结有转移而阻塞后，也可发生逆行性转移入病灶的近侧淋巴结。

血行转移　大肠癌最容易随血流转移至肝脏，其次为肺和卵巢，还可转移到肾上腺、中枢神经系统、骨、肾及皮肤等部位。

✦ 大肠癌最容易转移到哪些脏器

人们在报纸上、电视上经常看到或听到"癌症转移了"这句话，为什么癌症会发生转移呢？这是因为肿瘤在生长过程中，自然脱落的肿瘤细胞与血液一起流遍全身，肿瘤细胞一旦在脑、肝、肺等"生根"，这些地方就会形成新的肿瘤，也就是转移灶。大肠癌的转移可分为局部转移和全身转移。局部转移是指癌细胞由原发病灶直接向周围组织的侵犯；全身性转移是指癌细胞通过淋巴或血液发生远距离的转移。肺、肝脏、骨骼及大脑是大肠癌最容易转移到的脏器。

肝脏　大肠癌转移至肝脏的患者要占所有转移的50%左右。这是因为供应肠和肝营养的血液是一条路，流经肠道的血液所到达的下一站就是肝脏，如果肠道有肿瘤，脱落的肿瘤细胞最先到达的就是肝脏。因此，大肠癌也常常首先转移到肝脏安家落户。

肺脏 肺也是最容易出现转移的脏器，占所有大肠癌转移的10%~20%左右，这是因为全身静脉的血液都要流经到肺，在肺内再分布到更小的血管。因此，由静脉带来的癌细胞，很容易在肺内留住并生长形成转移灶。不过，当大肠癌患者出现肺转移时可以很长时间没有转移的症状的出现，这时因为转移灶多位于肺的外周，所以很少引起咳嗽、咯痰、咯血等症状。

骨骼 所有原发于其他脏器的恶性肿瘤经血运或其他途径转移到骨骼称为骨转移。骨髓由于血液流动非常缓慢而成为癌细胞非常热衷的居住地，大肠癌也不例外。不过，相对于肝转移、肺转移来说，大肠癌骨转移发生率还是很低的，大约在2%~10%。大肠癌一旦发生骨转移就意味着疾病的晚期，预后不良。

脑 大脑由于血液非常丰富，因此使经血管转移的癌细胞更有机会到达，从而成为癌细胞又一喜欢的"宝地"。

大肠癌有哪些并发症

大肠癌在其发生发展的过程中也会出现一些并发症，甚至有些大肠癌患者在出现并发症时才到医院就诊，现在让我们来共同认识一下大肠癌的一些常见并发症。

肠道梗阻 大肠癌是造成大肠梗阻最常见的原因之一。一般来说，长在右侧大肠的肿瘤多呈息肉状，同时由于粪便在右侧大肠时尚未成形，呈液体状态，故当右侧大肠癌造成大肠梗阻时，肿瘤可能已经长得相当大了。相反，长在左侧的大肠癌，特别是乙状结肠部位的肿瘤，由于这里的肠腔较细，这里的大便多已成固体形态了，加之左侧大肠癌常长成环形导致肠腔狭窄而容易造成左侧大肠梗阻。肠道梗阻的症状发展是有较长过程的，主要根据阻塞肠腔的程度而表现出不同的症状，开始时肠道蠕动越来越慢，大便越来越困难，逐渐会出恶心、呕吐症状，严重时会出现腹部像刀绞样疼痛，肛门不排气。

肠道出血　大肠癌另一个常见的并发症是肠道出血，这也是大肠癌最常见的症状之一，但是大量出血并不多见。若发生出血时，必须与大肠的良性疾病如痔疮、大肠息肉进行鉴别，此时，患者的性别、年龄、家族病史都有助于出血的性质鉴别，但此时进行电子结肠镜检查是最好的选择。

肠道穿孔　也是大肠癌很常见的并发症。肠道穿孔是会出现腹部疼痛、腹部压痛、严重时触摸腹部如同木板样，此时患者常常需要接受外科手术治疗。通常，当患者出现肠道梗阻的症状时，引起穿孔的概率就会大大增加。穿孔的部位多数发生在大肠癌原本所在的地方。值得注意的是，肠道穿孔常常需要与一些良性疾病如阑尾炎穿孔进行区别。

✦ 大肠癌并发急腹症有哪些临床特点

大肠癌并发急腹症常由肠梗阻、肠穿孔、肿瘤性腹痛及消化道出血等四大原因引起，不同的原因有各自的临床特点。

肿瘤性梗阻　较常见，以左半结肠为多。大多进展较缓慢，表现为慢性进行性肠梗阻，这些患者常无症状，就诊时多数不能扪及腹块。部分患者起病隐匿，可在饱食、肠道炎症及功能紊乱等诱因时出现急性梗阻症状，即腹痛、腹胀、肛门停止排气排便和呕吐等表现。

肿瘤性腹痛　大肠癌患者因腹痛就诊者占就诊症状的73%，居各种症状的首位。这类腹痛的特点不典型且进行性加重，当癌肿侵犯浆膜和转移时腹痛加剧，当伴有肠梗阻时呈阵发性加重。右下腹转移性疼痛者需注意与急性阑尾炎鉴别。对于可摸到包块者，应与阑尾周围脓肿鉴别。

肿瘤性肠穿孔　虽少见，但在临床上有一定重要性。大肠癌并发急性肠穿孔后，大量含有细菌的粪水进入腹腔，很快就会出现严重的急性弥漫性腹膜炎特征，患者腹部肌肉紧张，呈板状腹，压痛明显。如延误诊治，则很快会发生中毒性休克。患者穿孔前大多有排便习惯改变及肠梗阻的征象，并且穿孔时腹痛以左腹或左下腹向全腹扩散，进行腹穿可抽出粪水样液。

肿瘤性下消化道出血　少见，出血原因可能为肿瘤侵犯肠壁血管和粪块摩擦肿块使其溃烂出血。除腹痛外，表现为鲜红或暗红色血便，大量出血可引起心率增快、心慌心悸，甚至休克。

确诊大肠癌的最终手段是什么

临床上尽管影像学、血液、超声波和内镜等对大肠癌具有重要诊断价值，但真正要确诊大肠癌，就必须在显微镜下直接看到癌细胞才行。临床上给大肠癌患者做肠镜或手术过程中，总要取一块组织去送检，其目的就是为了进行病理检查。如果说结肠镜等检查是对大肠癌进行了"初审"，那么病理学检查就是对大肠癌进行的"终审"。

结肠镜检查前如何进行肠道准备

肠道准备是结肠镜检查不可忽视的环节，准备好坏直接关系到结肠镜检查是否成功。肠道准备应做到安全、迅速、简便、患者痛苦小、肠腔清洁度高。目前常用的方法有如下几种。

口服硫酸镁　检查前 1 天起进流质，检查前 4~6 小时口服 25% 硫酸镁 150~200 毫升，随后 2 小时内口服完 2000 毫升温开水，45 分钟后出现腹泻，一般腹泻 5~6 次后就完成了肠道准备。这种方法准备快、清洁度好，但会产生剧烈的腹泻，可能因此引起机体脱水和电解质丢失，老年患者应用时要注意。另外，个别患者会出现呕吐而影响准备效果。

口服甘露醇　甘露醇为渗透性导泻剂，在肠道中不被吸收，在肠腔内形成高渗性溶液，使肠内保持大量水分，引起蠕动增强而导泻。检查当日需要禁食，检查前8小时左右口服20%甘露醇250毫升，半小时后开始口服温开水，2小时内服完2500毫升水。此后会产生腹泻，从而达到肠道清洁的作用。患者多能耐受，效果良好。然而，甘露醇也易导致机体脱水和电解质丢失，并可酵解产生爆炸性气体，如果在肠腔内电灼或电凝操作，有引起爆炸的危险。

口服聚乙二醇电解质溶液　其主要成分为聚乙二醇、硫酸钠、氯化钠、氯化钾和碳酸氢钠，作用相对温和，很少引起机体脱水和电解质丢失，检查当日加入到500毫升蒸馏水中后口服，之后服温开水2000毫升，可达到清洁肠道。患者容易耐受，安全性高，特别适合于年老体弱的患者。

超声内镜在大肠癌诊治中有哪些重要作用

超声内镜是近年开发的一种技术，超声探头位于内镜前端，在进行电子内镜检查的同时可以进行超声检查，是超声技术与内镜检查的结合。由于超声探头距病变部位很近，且不受胃肠道气体的影响，能在电视屏上清晰地显示黏膜下病变及其邻近器官情况，这是普通结肠镜及体表超声检查难以做到的，即使这两项检查都作相加的效果也不如超声结肠镜。

由于大肠位置较深，肠腔内存在气体，经体表超声检查时，会受到气体的干扰而难以清晰显示病变。超声内镜可清楚显示大肠黏膜下肿瘤的部位、大小、深度及性质，确定大肠黏膜下肿瘤的起源与性质，对黏膜下肿瘤具有独特的诊断和鉴别诊断价值。另外由于超声结肠镜可以观察到肠壁周围组织和周围淋巴结的情况，所以它还可用于良性和恶性病变的鉴别诊断。如果超声内镜下可见病变浸润周围组织或者发现有淋巴结转移，则病变肯定为恶性，若未见肿瘤浸润和淋巴结的转移，则可能为良性，但不能绝对排除恶性病变。另外，超声内镜由于具有对判断病变的浸润深度、有无邻近脏器的浸润以及周围有无肿大淋巴结等准确率较高等优势，因而其结果可以作为大肠癌患者术前分期的重要依据。

研究发现，超声内镜结果显示的大肠癌浸润深度与术后病理检查的结果符合率达 80%，对淋巴结转移情况，超声内镜检查与病理符合率约为 70%，由此可以看出基于超声内镜的结果对病情的判断具有很高的准确性。进而，在准确把握病情的基础上，有助于制定治疗方案或指导选择手术方式。对于术后的患者，还可用于评估预后和治疗效果、术后随访大肠癌复发情况。

✦ 什么是肿瘤标志物

肿瘤标志物，是指在肿瘤发生和增殖过程中，由肿瘤细胞所产生或分泌的反映肿瘤存在和生长的一类物质。这类物质存在于血液、细胞、组织或体液中，能用化学、免疫和分子生物学方法进行定性和定量检测。肿瘤标志物的血清水平常与恶性肿瘤的发生、发展、消退和复发相关。因此，一般认为通过肿瘤标志物的血清水平测定，可以对肿瘤进行辅助诊断、指导治疗、监测复发转移和预后的判断。肿瘤标志物的发现提供了实现肿瘤的早期检测的可能途径。

大肠癌常见的肿瘤标志物是癌胚抗原（CEA）和糖链抗原（CA19-9）等。这些肿瘤标记的特异性不高，譬如说癌胚抗原，不仅是大肠癌的肿瘤标志物，也是胃、胰、胆道癌以及肺癌、乳腺癌等癌症的肿瘤标志物，甚至一些无癌症的正常人，CEA 也会升高。吸烟者血液中的水平也可高于非吸烟者。因此，临床上这些肿瘤标志物并不能用来直接诊断患者是否患有大肠癌。肿瘤标志物检测的价值在于治疗后的随访。

大肠癌肿瘤标志物检查，目前应用较多者有 CA-50、CA-242、CA19-9 及 CEA。具有一定的参考诊断价值。对于大肠癌的诊断至今尚无特异性诊断指标。而 CA19-9、CA50、半乳糖-半乳糖胺（T 抗原）检测其诊断价值尚需要进一步验证。血管内皮生长因子（VEGF）在 Duker D 期的结肠癌患者腹水中有较高的水平；而早期大肠癌患者腹水中 VEGF 水平较低，因此，VEGF 对大肠癌分期有一定的临床意义。同时又发现术前血清及血浆中 VEGF 水平较高的患者，生存率较低。因此，VEGF 又可作为判断预后的一个指标。

 ## 血清癌胚抗原对大肠癌的诊治有哪些帮助

作为大肠癌的标志物，血清癌胚抗原的测定是最被广泛认可的，它对大肠癌的诊断和治疗评价具有重要作用。

● **辅助诊断**　血清癌胚抗原对大肠癌的诊断阳性率为 50%~60%，转移性大肠癌的阳性率为 80%。血清癌胚抗原与大肠癌临床分期和病情程度具有密切相关性。由于血清癌胚抗原测定对早期肠癌的敏感性不高（10%~20%），故无法将它用于无症状人群的大肠癌筛选。但是，在一定时间内通过连续测定血清癌胚抗原的水平可提高大肠癌的诊断率。如血清癌胚抗原含量持续超过正常上限的 5~10 倍，则强烈提示大肠癌的存在。

● **观察疗效**　血清癌胚抗原测定是大肠癌疗效判断的重要指标。大肠癌患者术前测定血清癌胚抗原水平有助于制定治疗方案，经手术或化疗后，血清癌胚抗原水平下降表示治疗效果良好。不降或持续上升则表明疗效不佳或病情未获得控制。大肠癌患者在进行根治术后的血清癌胚抗原应在 1 个月内恢复到正常水平，如居高不降者，则提示有残留肿瘤或早期复发。在化疗过程中，血清癌胚抗原水平下降提示患者对化疗敏感，治疗有效；血清癌胚抗原水平持续升高表示治疗失败，可作为放弃目前治疗方案和选择其他治疗的依据。血清癌胚抗原水平升高的大肠癌患者，在化疗期间应每隔 2~3 个月测定一次血清癌胚抗原水平，作为评价病情是否进展、化疗是否有效的指标。

●**监测复发转移**　一定时间内连续测定血清癌胚抗原水平是监测大肠癌病情进展和复发的有效指标。一般情况下血清癌胚抗原水平异常升高比临床出现复发灶早 10 个月。在根治术后的大肠癌患者中，血清癌胚抗原水平转为正常后再升高常表明出现复发转移，所以术后定期检查血清癌胚抗原水平可早期发现大肠癌的复发和转移，争取早期手术的机会。血清癌胚抗原水平的测定被推荐为大肠癌肝转移灶切除术后的监测指标，血清癌胚抗原检测肝转移的敏感性为 94%，特异性为 96%，是目前监测大肠癌肝转移最具实用价值的标志。

●**预后判断**　术前的血清癌胚抗原含量升高常预示大肠癌可能已发生转移。手术前增高的血清癌胚抗原水平在术后仍维持在正常值以上，则往往表明预后不好，术后复发率约为 50%，其预后通常较血清癌胚抗原水平正常的患者为差。在随访观察中，血清癌胚抗原水平持续升高，其值超过正常上限 10 倍以上的患者，常提示预后不良。

注意　在某些良性疾病中，如结肠炎、肝硬化和肺部疾病等，血清癌胚抗原水平也有不同程度的升高，但通常没有肿瘤患者高。另外，由于癌胚抗原是一种广谱肿瘤标志物，特异性较差，不仅在大肠癌时水平有所升高，而且在其他许多恶性病变时也有升高现象，应结合其他临床特征予以认真鉴别。

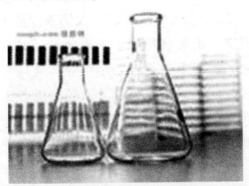

如何诊断大肠多原发癌

　　大肠多原发癌是指机体同时或相继发生两个或两个以上、彼此间无关系的癌肿。每一肿瘤必须由病理诊断为恶性；每一肿瘤必须分别存在；肿瘤之间必须排除互相转移。大肠癌不同于其他部位的恶性肿瘤，大肠多原发癌的发生率很高，因此临床上需高度重视。大肠多原发癌有同时和异时之分，以 1 年为界。首次大肠癌术后 1 年内再发现者为同时性多原发癌，超过 1 年者为异时性多原发癌。目前多数人认为，大肠多发性息肉和慢性溃疡性结肠炎是大肠多原发癌的致病因素。

　　目前结肠镜检查是诊断大肠多原发癌最有效的方法。对于每一例大肠癌患者均不能满足于一处癌灶的发现，所有的患者均应该高度警惕多原发恶性肿瘤的可能性。应该用肠镜对全部的大肠进行检查，对于存在肿瘤梗阻，肠镜不能通过的病例，可以在手术前进行钡剂灌肠检查，手术中仔细对全部的大肠进行探查，也可以进行手术中肠镜检查。钡剂灌肠检查虽然也是诊断大肠癌的重要检查手段，即使是采用气钡双重造影也只能分辨直径大于 0.8 厘米的肿瘤，仍然有漏诊、误诊的问题。

　　发现大肠多发性癌的另一个重要环节就是手术中探查，原则上应该探查自回盲瓣以下的全部大肠，对直肠、乙状结肠及降结肠等好发部位特别重视。但是，由于大肠的肠系膜、肠脂垂等结构的存在，手术探查对于小病灶的漏诊率仍然较很高。另外，对大肠癌患者进行结肠镜随访是一个非常重要的环节。大肠癌患者在术后 3 个月内应尽早进行结肠镜随访检查，这样可以判断手术中有无漏切病灶，以便及时处理。95%以上的大肠癌起源于大肠腺瘤，尽早随访不仅可以发现遗漏切除的癌灶，也有可能发现腺瘤。一旦发现腺瘤，应及时在肠镜下进行摘除治疗，避免再次发生原发大肠癌。大肠癌手术切除后，原则上应该终身进行结肠镜随访检查。

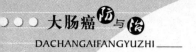

如何进行大肠癌的鉴别诊断

在我国大肠癌主要应与结肠炎症性疾病相鉴别，包括：肠结核、克罗恩病、溃疡性结肠炎、血吸虫病肉芽肿、阿米巴肉芽肿等。此外，还应与原发性肝癌、胆道疾病、阑尾脓肿相鉴别。直肠癌应与菌痢、阿米巴痢疾、痔、血吸虫病、慢性结肠炎等相鉴别。

细菌性痢疾　患者可有腹痛、腹泻、里急后重、黏液脓性便、大便次数增多、左下腹压痛等症状。如为慢性细菌性痢疾，可有急性发作，除上述症状加剧外尚有发热、头痛、纳差，并有流行病学特征，大便培养痢疾杆菌阳性。

阿米巴痢疾　患者表现腹痛、腹胀、腹泻或有里急后重、大便呈黏液带脓血、排便次数增多。慢性者可有消瘦、贫血，结肠常增粗可触及，左右两下腹及上腹部常有压痛。与直肠癌或结肠癌不同的是，阿米巴痢疾时大便有腥臭味，粪便中可找到阿米巴包囊或滋养体。

痔　将直肠癌误诊为痔的误诊率较高。直肠癌患者的粪便常伴有黏液和直肠刺激症状，指检或肠镜检查可将痔与直肠癌相鉴别。

肠结核　结核目前有发病增多趋势。肠结核以右下腹痛、腹泻、糊样便、腹部包块和全身中毒症状为特征。增生型肠结核，多以便秘为主要表现，X线胃肠钡餐造影可与大肠癌鉴别。溃疡型肠结核，钡剂在病变肠段可见激惹征象，充盈不佳，而在病变上下肠段的钡剂充盈良好，称为X线钡影跳跃征象。黏膜皱襞粗乱，肠壁边缘不规则，有时呈锯齿状。增生型肠结核可见肠段增生性狭窄，收缩与变形，充盈缺损、黏膜皱襞紊乱，肠壁僵硬与结肠袋消失，如做肠镜检查，从病变部位活检可获确诊。

血吸虫病　血吸虫病的肠道病变多见于直肠、乙状结肠和降结肠，虫卵沉积于肠黏膜使局部充血、水肿、坏死，当坏死黏膜脱落后即形成浅表溃疡，临床上表现腹痛、腹泻及便血等症状，进一步出现结缔样组织增生，最后使肠壁增厚，严重者引起肠腔狭窄和肉芽肿。

但日本血吸虫病与大肠癌有一定关系，因此，在结肠镜检查时应在病变部位，尤其对肉芽肿病变进行组织活检。

溃疡性结肠炎　溃疡性结肠炎是一种原因不明的直肠和结肠慢性炎症疾病，95%以上病例有直肠受累。以20~50岁多见。临床上以腹泻、黏液脓血便、腹痛和里急后重为主要表现，故与直肠癌易混淆。纤维结肠镜检查可见病变黏膜呈弥漫性充血、水肿，黏膜表面呈颗粒状，常有糜烂或浅小溃疡，附有黏液和脓性分泌物，重者溃疡较大。后期可见假性息肉，结肠袋消失。气钡双重对比造影可见黏膜皱襞粗大紊乱，有溃疡和分泌物覆盖时，肠壁边缘可呈毛刺状或锯齿状，后期肠壁僵硬，肠腔狭窄，结肠袋消失、假性息肉形成后可呈圆形或卵石形充盈缺损。

克罗恩病　此为肉芽肿炎性病变，并发纤维性变与溃疡，好发于青壮年。腹泻一般轻，每日排便3~6次，腹痛多位于右下腹，排便后腹痛可减轻，约1/3病例在右下腹可扪及包块，并可出现肛瘘、肛门周围脓肿。钡剂灌肠有特征改变，可见肠壁增厚、僵硬、肠腔狭窄，黏膜皱襞消失、变粗、变平、变直、多呈一细条状阴影；纵形溃疡或横形裂隙状溃疡；正常黏膜呈充血、水肿、纤维化，呈假息肉样病变称卵石征。纤维结肠镜可见黏膜水肿、稍充血、卵石样隆起，伴有圆形、线状或沟漕样溃疡。患者常伴有发热、贫血、关节炎及肝病。

✦ 大肠癌的预后如何

　　大肠癌的预后，与其发现及接受治疗的早晚有直接的关系。依据Dukes的分期，一般说来，早期大肠癌经切除后，5年生存率可达90%~95%。若病灶深度已超过固有肌层，则根据手术标本淋巴腺转移的无与有，手术后5年生存率分别为60%~70%及40%~50%。有远处转移的大肠癌（即所谓的第四期），手术后5年生存率则低于20%，但积极接受术后辅助性化疗及放疗，5年生存率可达60%其预后较好，故罹患大肠癌的患者切勿讳疾忌医，耽误治疗时机。

 ## 哪些因素对大肠癌预后有影响

对大肠癌预后有影响的因素主要有以下几个方面。

年龄 年轻患者的预后相对较差，因为年轻患者就诊时多偏晚，病理类型又以恶性高黏液腺癌为多，淋巴结转移发生率高；而且年轻患者代谢旺盛，肿瘤发展相对较快。

肿瘤临床表现 有症状的大肠癌患者5年生存率约为50%，而无症状者5年生存率可在70%。通过普查如粪隐血检查、直肠指诊及纤维结肠镜检查发现，无症状者，大部分患者病变较早，淋巴结转移发生率少，预后好。

肠梗阻及肠穿孔 有肠梗阻及肠穿孔的患者预后较差，因为这类患者发现病变相对较晚，而且穿孔还有可能引起腹膜种植。

血便 有报道排血便者预后较好，可能因为肿瘤向腔内生长而非恶性高的浸润性肿瘤，而且出血易引起患者的重视，早期发现病变早期治疗。

肿瘤部位 不少研究发现，结肠癌的预后比直肠癌好，直肠肿瘤也是越靠近肛门部预后越差，并且局部复发率高。

临床分期 晚期者预后差。

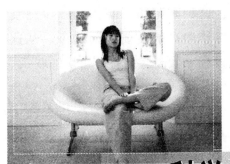

科学养生防治大肠癌

 大肠癌是生活水平提高的必然产物吗

　　世界流行病学调查报告显示：北美、西欧、澳大利亚、新西兰等发达国家大肠癌的发病率最高，居于内脏肿瘤的前二位；亚、非、拉美等发展中国家发病率则很低。近年来，随着人民生活水平的提高，饮食结构的改变，我国的大肠癌发病率呈逐年上升的趋势。中国和日本人的大肠癌发病率明显低于美国，但移民到美国的第一代即可出现大肠癌发病率上升，第二代基本接近美国人的发病率。从流行病学的观点看，大肠癌的发病和环境、生活习惯、尤其是饮食方式密切有关，但随着近年来筛查的增加和结肠镜的普及，西方国家的大肠癌发病率和死亡率已呈现下降趋势。

　　一般认为高脂肪食谱和纤维素不足是大肠癌主要的发病原因。研究显示，富含饱和脂肪酸的饮食可增加结肠中胆汁酸与中性胆固醇的浓度，并改变大肠菌群的组成。胆汁酸经细菌作用可生成3-甲基胆蒽等致癌物质，固醇环也可经细菌作用被芳香化而形成致癌物质。

　　近年来，随着我国经济的快速发展，人民生活水平明显提高，饮食习惯出呈现出明显的变化。目前，人们食物中的动物蛋白及脂肪消耗量明显增加，而且饮食越来越精细，这种高脂肪、高蛋白、少膳食纤维的饮食可能是我国大肠癌发病率逐年增高的重要原因之一。从这个意义上说生活水平提高似乎与大肠癌发病率增高之间有着密切的联系。

但随着人们保健意识及对大肠癌预防认知的提高，通过多吃富含纤维素的蔬菜水果，减少食物中的脂肪和动物蛋白摄入，保持大便通畅和坚持适当的体育锻炼、定期参加大肠癌筛查，生活水平提高不会成为大肠癌发病的促发因素。

小 贴 士

　　膳食纤维包括纤维素、果胶、半纤维素、木质素等膳食纤维可吸收水分，增加粪便量，稀释肠内残留物浓度，能够缩短粪便通过大肠的时间而减少致癌物质与肠黏膜接触的时间，若膳食纤维不足，可促进大肠癌的发病。

✦ 大肠癌患者日常生活中应注意什么

　　确诊大肠癌后，除积极配合医师进行正规治疗外，日常生活中还需注意以下几点。

保持乐观的心态　精神饱满、情绪乐观，生活要安排得丰富多彩，这样可能争得与癌症斗争的胜利。精神高度紧张，情感过于脆弱，情绪易于波动等则会引起寝食不安、身体抗癌能力下降，导致病情恶化。

保持有规律的生活　既不要卧床大养，也不要过度劳累，更不要随着性子来。规律的生活可使机体处于正常的工作状态，防止肿瘤的复发、转移。

保持健康的饮食习惯　癌症患者在康复期要设法增进食欲，饭菜要清口，荤素搭配，粗精搭配，粗精兼食，既不能单调乏味又不可以过于油腻，以易消化、吸收为宜。可采用少量多餐的方式饮食，避免吃产气的食物，如黄豆类、韭菜、青椒、扁豆、萝卜、豌豆、苹果、哈密瓜以及西瓜等食物。多运动、多喝水，使大肠蠕动正常，并养成每日排便习惯，避免便秘。尽量选择天然食物，避免食用含防腐剂、色素及人工香料的加工食品。进食时要环境轻松、心情愉快、不偏食、不过多忌食，更不要暴饮暴食。

积极治疗相关并发症或合并症　由于癌症患者一般体质较弱，往往伴有并发疾病，如上呼吸道感染、肺炎、肠炎、糖尿病、心脑血管疾病等，在康复期要进行积极治疗。

进行适当的体育锻炼　增强了体质自然也就增强了抗癌能力。患者可根据自身体质情况，选择散步、慢跑、打太极拳、习剑、游泳等活动项目，运动量以不感到疲劳为度。

及时就医　遇有警报症状，如大便习惯改变、便中带血、腹部不适、贫血及腹部肿块等时，应及时就医。

✦ 大肠癌患者的家属应如何帮助患者康复

家属是大肠癌患者最直接的依靠，对患者的康复起重要的作用。大肠癌患者的家属应从以下几方面努力，促进患者的康复。

心理护理　加强心理护理，给予患者心理安慰，帮助建立积极情绪，使患者消除焦虑、恐惧、不安的情绪，避免其不必要的精神压力，以正常的心理状态配合诊断、治疗，锻炼坚强意志，对生活充满希望，这是战胜癌症的重要精神支柱。多和患者接近与多谈心交流是最好的疏导方式，因为有利于理解患者的心理状态。家属应掌握语言交流和非语言交流，后者指态度、姿势、行为表现等。

饮食护理　癌症是一种消耗性疾病，尤其在进行手术、放射治疗、化学药物治疗时，适当的饮食调养是保证治疗顺利进行的必要条件。应根据病情及消化、吸收能力分别供给普通饮食、软质饮食、半流质和流质饮食。接受化学治疗的患者，可能有食欲减退，对他们要创造一个愉快的进餐环境，适当地增加调味品。

疼痛护理　疼痛产生的原因不同，处理方法也不同。如患者过度紧张和焦虑常使疼痛加剧，应通过解释等方法达到减痛的效果。也可通过讲患者感兴趣的问题、听音乐和看电视来分散注意力，去除患者的忧虑和烦躁。冷湿敷法、热湿敷法也是可用的辅助止痛方法。

预防褥疮　患者平卧时长期压迫某一部位，就容易产生褥疮。一旦发生褥疮，会迅速扩散，进一步增加患者痛苦和营养消耗。预防褥疮的基本原则是：减除局部压力，保持患者清洁、干燥。如病情许可，应鼓励患者起床活动，或按时扶患者坐起。对长期卧床的危重患者，应按时更换体位，对极衰弱的患者，可在臀部垫以软垫。床铺应平整、清洁干燥。另外，家属应常用温水擦洗患者受压部位，以保持局部清洁，干燥。

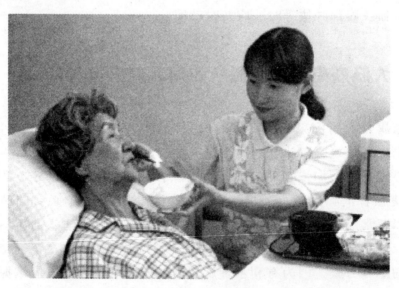

肠镜检查后要注意什么

结肠镜检查是一种非常普及的检查手段，单纯的结肠镜检查属无创性检查，因此检查结束后即可正常生活。但是结肠镜检查过程中通常会取活检标本，或者在结肠镜下做一些息肉切除等治疗，术后可能会出现一些并发症。尽管发生率很低，为了谨慎起见还是应该在检查后要密切观察患者的反应，观察有无腹痛、腹胀、恶心、呕吐和便血等不适症状，如有上述症状，应警惕是否出现了出血和穿孔等并发症，应尽快作一些检查。麻醉结肠镜检查后，患者需在内镜室观察半小时，等神智完全清醒，确定无不适反应后再离开医院。

另外，一些特殊情况下，结肠镜检查或治疗后需要特殊饮食。患者在结肠镜检查时如未进行活检，术后即可进普通食物。肠镜检查时疼痛比较剧烈，且操作不顺利的患者，可能会造成肠黏膜不同程度的损伤，术后应进流质或半流质1~2天。对小息肉切除或活检钳取息肉的患者，当日应进食流质或少渣半流质，此后便可恢复正常。对较大息肉摘除的患者，应住院观察，术后禁食1~2天，之后改为流质饮食1~2天，再半流质饮食2~3天后，方可恢复正常饮食。

小贴士

什么是流质或半流质饮食呢？流质食物包括粥、牛奶、果汁等液体食物。半流质饮食是一种介于软饭与流质之间的饮食，比软饭更易咀嚼和便于消化，纤维质的含量极少，而含有足够的蛋白质和热能。常用的半流质食物有肉松粥、汤面、馄饨、肉末、菜泥等。

结肠造口患者日常生活中应注意些什么

● 保持大便性状正常。对造口患者来说，固体状的大便最容易护理，因此避免各种原因造成的腹泻至关重要。应注意饮食卫生，防止细菌引起的肠道感染；注意随季节变化及时增减衣服防止受凉；有肠道过敏史的患者应避免服用引起过敏的食物和药物；便秘的患者应多食水果和蔬菜，保持大便通畅，但纤维过多的食物（如芹菜、青菜等）可堵塞造口，不宜多吃。

● 保护好造口周围的皮肤。造口周围皮肤受液体粪便的浸泡可出现糜烂和疼痛。因此应经常保持其清洁和干燥，同时避免服用刺激性强的辛辣食品和酒类。一旦出现糜烂，应暂时停止使用造口袋等器具，创面应及时清洗，并可外敷具有收敛作用的油性药膏或水剂，促进创面愈合。

● 应经常检查造口袋粘附是否牢靠，特别是外出上班、运动、入睡前，应倒空造口袋，防止袋内容物在活动、翻身时外溢。平时身边应有备用袋以备急需，特别是大便稀薄时。

● 患者的衣着要宽松柔软，腰带不宜过紧，不要压迫造口处。男性宜穿背带的西裤，女性则以连衣裙较为适宜。

● 夏季或外出旅行应采用肠道灌洗法，以便于穿单薄的衣服，或避免在公共场所更换造口袋时的不便。

● 洗澡对造口黏膜并无损伤，水也不会从造口进入体内，无论盆浴还是淋浴都无需覆盖造口。游泳时应在造口处使用小型便袋，泳装以连身式为宜。

● 过性生活并不需要特别改变，行房前，可先将便袋内排泄物排空或换上迷你便袋，保持身心愉快，即可享受美好的婚姻生活。

大肠癌患者的手术后康复要注意些什么

大肠癌手术后的康复治疗主要包括两个方面，一是机体康复治疗，二是心理康复治疗。

机体康复治疗前者除包括手术后早期床上活动、散步、做操、打拳、适当家务等"积极的休息"，饮食调理以及保肛手术后的提肛锻炼。提肛锻炼适用于保肛手术后肛门排气、排便不易区分和控制的患者，可在手术 2~3 周后，每天做 100 次左右的肛门收缩动作，以及尽可能长地维持肛门收缩的动作，这样可以增强肛门括约肌功能。一般来说，保肛手术后肛门功能的完全恢复要在手术后半年左右。

康复治疗的另一方面是心理康复治疗。很多患者在得知自己患了大肠癌后，精神压力很大，心情烦躁不安，对治疗效果忧心重重，缺乏信心。尤其是一些需要安置人工肛门的患者，认为手术后会对生活、工作、学习带来极大不便，以致于产生强烈的自卑感，甚至会抱有绝望的态度。有的家属因担心患者了解自己疾病后不能接受，采取隐瞒的态度，从而使患者更增加了对疾病的神秘感和恐惧感。其实，这样做是有害无益的。一是可在很大程度上造成患者免疫功能的下降，不利于疾病的治疗，甚至加速病情恶化；二是不能使患者正确认识自己的疾病而达到积极地配合治疗。因此，医师和患者家属应该密切配合，满腔热忱地关心、爱护患者，使患者正确了解疾病、对待疾病，并鼓励患者增强与疾病作斗争的勇气和信心，同时为患者创造各种有利于治疗和康复的条件和环境。

小 贴 士

孤独、丧失所爱的人、没有希望、在家庭和工作中的气恼以及精神紧张状况消除不了，是癌症的最常见病因。因此，对患者来说最好的心理康复和预防癌症的方法就是自信和充满希望。

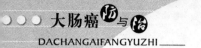
大肠癌患者术后有哪些注意事项

● **有关手术后的定期检查**　即使进行了根治性的切除手术，仍有25%左右的结肠癌，35%左右的直肠癌有复发可能。因此，在手术后的5年以内有必要定期去医院接受血液及其他检查，一般认为手术后2年以内至少应当每2~3个月进行一次检查，以后可以4~6个月进行一次检查。另外，身体其他脏器也有发生癌症的可能性，因此在检查时不要仅仅局限于大肠癌的本身，而应该同时也进行其他脏器的检查。

● **手术后的排尿障碍**　直肠癌手术后可以有尿意迟钝、排尿困难或膀胱内的尿液不能够完全排出的的症状。住院期间医师会指导残尿较多的患者（100毫升以上），每天1~2次自己向膀胱内插入导尿管（自己导尿）排尿，一般认为患者在术后恢复到残尿量少于50毫升后出院为宜。残尿量较多说明膀胱的机能没有完全恢复，如果不及时处理容易导致膀胱炎，也不利于膀胱机能的恢复。注意尿意迟钝的患者应当注意每隔一定时间自行排一次尿，从而不使膀胱内的尿潴留过多。

● **有关手术后的排便**　一般来说切除部分结肠对便意没有什么影响。切除乙状结肠、直肠以后，由于失去了储存大便的肠管，在手术后的2~3个月内可能出现排便次数增加，绝大多数可以在手术后6个月到1年以内逐步恢复，达到每天排便1~3次。在手术后的饮食方面，没有必要忌口或必须摄入某些食物，但要注意饮食平衡。

● **关于人工肛门**　当前直肠癌手术需要造人工肛门的情况已经不是很多的了，但是约有1/3的位于肛门附近的直肠癌患者仍然需要人工肛门。人工肛门是将降结肠或乙状结肠从左下腹部引出腹壁外而做成的，与自然肛门的区别在于不能够以自己的意识来控制大便的排出。因此需要在人工肛门的外面贴上一个人工肛门袋让大便自然流入袋中。随着人工肛门管理方法的进步，已经制造出各种不同样式及适用于各种不同情况的肛门袋，非常方便。例如，患者自己可以经人工肛门灌肠从而保持 24~48 小时没有大便排出。人工肛门管理的问题，可以同受过专门训练的技师以及专业医师进行探讨。如果能够很好地管理人工肛门，进行一般的社会活动是没有什么障碍的，基本上可以恢复到与手术前同样的社会生活。

● **关于癌症的告知**　关于是否需要向患者告知癌症的具体情况这一问题仍然存在有争议，多数意见认为应当真实地向患者说明情况。在告知患者真实情况的同时，无论是医师还是患者的家属，都必须给予患者全部的支持。另一种意见认为不要考虑患者本人的意见，只将疾病的真实情况告知家属而不必要告知本人。持这种意见者认为，医师将真实情况告知本人，将会给患者造成非常大的、不必要的心理负担。应当在与家属详细地讨论以后再决定是否将真实的病情告诉患者本人。应当强调的是，从尊重患者的人权角度来考虑，医师在执行其医疗行为时有必要先向患者说明并取得患者的同意，如果不将真实的病情告知患者，医师在执行医疗行为时可能存在困难。

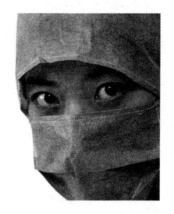

术后为什么会出现排尿困难

大肠癌手术以后排尿困难比较常见，特别好发于老年男性患者，医学上称为"尿潴留"。患者虽有尿意甚至尿意很强，却无法顺利排出，腹部胀满；有时小便呈滴状排出，尿流不畅；严重时患者可烦躁不安。尿潴留的原因主要是：①老年男性患者术前即可因前列腺增生症存在排尿困难；②术中医师在分离肿瘤时刺激泌尿系（多见于直肠癌腹会阴切除）；③术后腹部和会阴部切口疼痛刺激；④患者不习惯平卧位排尿；⑤麻醉的作用尚未消退；⑥术后硬膜外腔注药止痛。

出现尿潴留时，可先试用膀胱区热敷、按摩，刺激排尿。病情允许时可改半坐位或坐位。有时让患者听流水的声音可反射性引起排尿，也可使用针灸、理疗等方法。如上述方法均无效，建议患者插管留置导尿，解除尿潴留并使过度牵张的膀胱肌肉得到放松休息，尽快恢复其收缩功能。用新斯的明等药物虽可促进膀胱肌肉收缩，有治疗尿潴留的作用，但因其对心、肺、胃肠道有广泛影响，不宜用于心脏病、高血压、哮喘、肺气肿等患者。此外，直肠癌经腹会阴联合切除术后，常规留置导尿可以预防术后排尿困难。

✦ 为什么要注意术后肺部感染

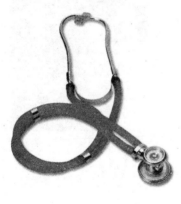

大肠癌术后肺部感染虽不多见，可一旦出现则可能对患者、特别是老年体弱者的生命带来威胁，是外科手术后需尽量避免的并发症。肺部感染的表现是发热、咳嗽、咯痰，严重时可有胸闷、呼吸困难，听诊可听到肺内的痰鸣或水泡音，血液检查白细胞增高，胸部 X 线片可显示肺部炎症的部位和范围。

术后易出现肺部感染的原因很多，如术前吸烟或存在慢性支气管炎等肺部疾病，术中、术后消化道分泌物误吸入气管，术后切口疼痛或腹胀限制咳嗽排痰，体弱无力，术后长期卧床等。

一旦诊断术后肺部感染，应立即开始治疗。有效的排痰是治疗中最重要的环节。可鼓励患者加强咳嗽，并采用蒸汽或雾化吸入、拍背、压迫气管等的方法刺激排痰。为避免咳嗽时切口疼痛，可在患者咳嗽时以双手压迫切口两侧腹壁，限制腹壁的振动，减轻疼痛。必要时可使用镇痛剂，但有呼吸衰竭时禁用。此外，应选择有效的抗生素静脉应用，辅以解痉、化痰等治疗。对严重的肺部感染导致的呼吸衰竭，应及时进行气管插管或气管切开，吸出肺部分泌物并用呼吸机辅助呼吸。

 ## 术后切口化脓如何处理

切口化脓是大肠癌术后最常见的并发症，可为单纯的皮下组织感染，也可能由腹腔内感染蔓延到皮下并经皮肤穿出体外。化脓的症状多在手术 3 天以后逐渐出现，表现为腹部切口疼痛逐渐加重，呈持续性钝痛或跳痛。切口局部可有发红、肿胀、压痛，严重时还可伴有发热、不适等全身症状。术后 5~7 天局部可形成脓肿，大部分脓液为黄白色，有臭味，多为肠道细菌感染引起。由皮肤细菌引起的脓液多为金黄色。

手术 3 天以后，如持续出现切口疼痛并有逐渐加重趋势时，应考虑到切口感染的可能，应及时检查切口。发现局部有红、肿、压痛时应拆去最痛处的缝线，如有化脓，脓液即可顺利流出，不致形成较大的脓肿。一旦发现脓液已穿破皮肤或切口局部有波动感，说明脓腔已经形成，应立即拆线，打开脓腔表面的皮肤并清除坏死组织等异物，另外，还应确定脓肿是否通向腹腔。脓液充分引流后，切口疼痛等症状可迅速减轻，但创面一般需要 2 周左右才能完全愈合。如无全身症状，切口化脓不需全身使用抗生素；确有必要时应对脓液进行细菌培养和药物敏感试验，以指导抗生素的应用。

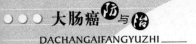

小 贴 士

有时，切口切开后引流出的不是脓液，而是带有脂肪滴的血性液体，这是"脂肪液化"的表现，系手术中使用电刀或其他原因使脂肪坏死而造成的。其症状及处理方法同切口化脓。如不及时引流，可在脂肪液化的基础上继发细菌感染。

大肠癌术后的性生活是否对身体有害

在我国民间普遍存在着性生活对身体有害的误解。大肠癌患者术后对此的顾虑更为明显。事实上，尚无任何科学证据表明正常的性生活时体力消耗对机体有害。因此，目前对术后正常的性生活多采取鼓励的态度，使患者逐步恢复术前的生活模式。这是因为性生活并不是单纯的生物学行为，它是一种活力的表现，愉悦的性生活可使人精力充沛，充满自信，而这些正是大肠癌术后患者所需要的心理状态。此外，正常的性生活还是维系家庭正常生活的重要纽带。失去这种与配偶间的正常联系，无疑会给双方带来身心痛苦，不利于家庭的和睦稳定，进而有可能影响患者疾病的康复。

由于体力尚未恢复以及心存顾虑，刚刚经历大肠癌手术的患者对性生活的兴趣往往减弱。待患者体力完全恢复并可从事日常活动时，则应逐渐恢复性生活。患者的配偶应在生活上和精神上给患者以呵护和鼓励。可根据患者性生活后的疲劳程度调整其频次，逐渐达到术前的水平，并通过调整性交的体位和时间等方法来减少患者的体力消耗。未能得到根治的大肠癌患者也存在对性的需要，不应完全回避。此外，有生育要求的男性患者在放疗或化疗结束后可考虑生育，但应得到医师的咨询支持。女性患者则应十分慎重。

大肠癌术后是否可以正常工作

接受根治性大肠癌手术的患者在体力恢复后，完全可以正常地参加工作。适当的工作可以调整患者的心理状态，恢复正常的生活节奏，使患者更乐观，更快地融入正常人的生活环境，有利于患者的完全康复。

一般可在术后 3 个月左右恢复工作。开始时工作强度不应太大，以体力上不感疲劳为限。待重新适应后，可逐步恢复到手术前的工作水平。从事体力劳动的患者术后则应适当减轻工作强度，因为过度劳累可使人体的免疫力下降，不利于康复。

未能根治的患者是否可以工作往往取决于患者对疾病的态度。国内外有很多患肿瘤后带病参加工作的实例。虽然这样做有可能对身体不利，但如果能使患者精神充实，身心愉快，生活质量提高，则是可取的。一般情况下，如果不影响正常的治疗，且疾病在控制中，患者可以从事一些力所能及的工作和家务。但应注意不能过度劳累，应在医师的指导下掌握劳动强度和休息时间。对于那些对参加工作有顾虑的患者不应勉强，应尊重患者的意愿。

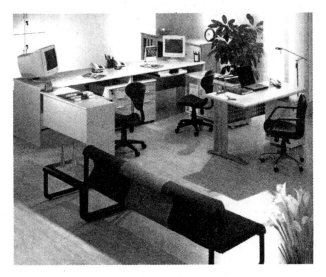

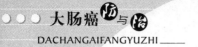
非甾体类抗炎药能防止大肠癌的发生吗

非甾体类抗炎药又称为解热镇痛抗炎药，是一类具有解热、镇痛作用，其中大部分还有抗炎、抗风湿作用的药物。包括很多我们熟悉的药物，如阿司匹林、吲哚美辛及双氯芬酸等。

过去，非甾体类抗炎药多作为晚期癌症患者的止痛药物。现在试验发现，人们在服用非甾体类抗炎药舒林酸治疗家族性腺瘤性息肉病后，可使息肉数目和大小明显减少和缩小。家族性腺瘤性息肉病是一种大肠癌的癌前病变，这无疑提示我们非甾体类抗炎药也许可用于防止大肠癌的发生。

研究发现，不论是结肠、直肠癌、前列腺癌、肺癌、肝癌及食管癌等原发性肿瘤，还是转移性肿瘤，其肿瘤组织中的环氧化酶均有较高的表达，这种酶的高表达可促进肿瘤的形成和生长，也就是说如果完全抑制肿瘤组织中环氧化酶的表达，那么肿瘤的治疗就能达到很好的效果。但是，只有给予很大剂量的非甾体类抗炎药，并且需要服用很长时间，才能降低腺瘤样息肉的发生率；而小剂量的阿司匹林则无这种效果。但阿司匹林的用药剂量与消化道出血有一个"量效关系"，即服用的剂量越大，消化道出血的概率就越高。其他类型的非甾体类抗炎药也有同样的不良反应。

因此，目前并不推荐运用非甾体类抗炎药来预防大肠癌的发生。

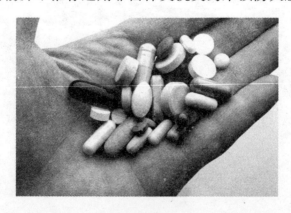

维生素可以防止大肠癌吗

维生素是人体必需的复杂有机化合物，参与机体的重要生理功能，是生命活动不可缺少的营养素。按其溶解性可分为脂溶性维生素（维生素 A、维生素 D、维生素 E、维生素 K）和水溶性维生素（B 族维生素、维生素 C）。

维生素 A 及其衍生物　具有抑制恶性肿瘤的作用，可以控制上皮组织分化，维持上皮组织正常形态。维生素 A 和视黄醇具有抗人类结肠癌的作用。β 胡萝卜素是维生素 A 的前体，能捕捉自由基，提高机体的抗氧化能力。并且 1 分子 β 胡萝卜素在体内可以转化为 2 分子维生素 A，因此，β 胡萝卜素可能比维生素 A 具有更强的抗癌作用。

维生素 C　为抗氧化剂，增加膳食中富含维生素 C 的蔬菜和水果摄入量可降低胃癌及其他癌症的危险性。其作用机制可能与清除自由基和阻止某些致癌物的形成有关。它还可影响能量代谢，直接抑制癌细胞的生长。

维生素 D　对结、直肠癌的发生也有保护作用。人体进食高脂肪食物后，肝脏会分泌胆汁酸。如果胆汁酸中的石胆酸在肠腔中浓度过高，则可能会导致大肠癌的发生。动物实验证实，维生素 D 对石胆酸具有解毒作用，故服用维生素 D 后，即使石胆酸浓度过高，也不会使动物发生大肠癌。实际上，大肠癌患者中有很多人也会分泌高浓度的石胆酸。如果让这些患者服用维生素 D，估计就能抑制石胆酸对大肠所造成的危害，从而改善临床症状。而且，人们在进食高脂肪食物的同时，少量服用维生素 D，或许能起到预防大肠癌的作用。

维生素 E　具有较强的抗氧化作用，可以抑制机体游离自由基的形成，保护细胞的正常分化。阻止上皮细胞过度增生、角化，减少细胞癌变；抑制肿瘤细胞的生长和增殖。

综上所述，多吃富含维生素的食物确实具有预防大肠癌发生的作用。但过度地补充维生素，也可能造成其他病症的出现。因此，应该在专业人士的指导下进行维生素的补充。

小贴士

对于维生素的补充，我们建议：①注意补充新鲜蔬菜和水果；②适量食用核桃、花生、奶制品、瘦肉及海产品等；③注意摄取鱼类及蘑菇等；④如果因各种原因难以保证上述食物的摄入时，可适量补充维生素合剂。

✦ 如何通过检查来早期发现大肠癌

一般危险人群 年龄大于 50 岁、无症状者，应每 5 年做结肠镜检查及每年做大便隐血试验检查。

中度危险人群 ①单一腺瘤性小息肉（直径小于 1 厘米），3 年内应再接受一次结肠镜检查，如果没有发现息肉，则以后按照一般危险人群进行筛检。②多发性息肉或单一腺瘤性大息肉（直径≥1 厘米），3 年内应再接受一次结肠镜检查，如果没有发现息肉，则以后每 5 年做一次结肠镜检查。③大肠癌手术后，一般手术后 6 个月及前 2 年内应每年接受一次结肠镜检查，以后至少每 3 年做一次结肠镜检查。④两位（或以上）直系亲属或一位年龄小于 60 岁的直系亲属罹患大肠癌，有以上情形的个人在 40 岁以前应该接受一次结肠镜检查，以后每 5 年检查一次。⑤其他亲属，即上述第④项以外之家族罹患大肠癌者，可考虑 50 岁以前接受筛检（按照一般危险人群进行筛检）。

高危人群 ①慢性溃疡性结肠炎，尤其是长期慢性全结肠炎的患者随着年龄增大，出现恶性肿瘤的机会就越大，建议此类患者宜定期接受结肠镜检查及切片检查。②家族性结肠多发性息肉病患者在 45 岁以前绝大多数会转变成癌症，所以，从青春期以后，此病患者及其家属每 1~2 年接受一次结肠镜检查。③幼年型息肉症，以往认为这些息肉大多数为良性，但目前研究报道指出，仍有少数人可能发生恶性癌变，所以仍须特别小心，定期接受随访检查。④遗传性非息肉性大肠癌患者出现癌症的年龄多半在50岁以下，且其家属罹患癌症的机会远高于一般人群，所以，建议此病患者家属在20岁以后，每年接受一次结肠镜检查。

大肠癌可以预防吗

预防是降低大肠癌发病率、延长患者预期寿命最主要的方法。大肠癌的预防可分为三级。

一级预防　目的主要是降低大肠癌发病率。我们可以用"合理的饮食结构，良好的生活习惯"这两句最简单的话来概括大肠癌和许多其他疾病的一级预防。

二级预防　"早发现、早治疗"，是大肠癌二级预防的主要内容，而"早发现"又是"早治疗"的基础。随着医学科学的不断进步，从技术上发现早期大肠癌已经不再是困难的事情，但更重要的是人们需要有足够的防范意识，这样才能使早期发现疾病成为可能。

三级预防　是大肠癌进入中晚期后的预防措施，主要目的是延长患者的生命、提高生活质量。

什么是大肠癌的一级预防

大肠癌的一级预防是指病因预防。尽管大肠癌的病因尚未完全阐明，但遗传因素与环境因素作为大肠癌的主要病因已得到了共识。

具有遗传倾向的大肠癌　通常情况下大肠癌的病例为散发，和遗传的关系并不明确，但有部分大肠癌可以遗传，并呈现家族性发病。目前认为大约20%的大肠癌与遗传因素密切相关，其中遗传背景最为突出的大肠癌有两种，均存在明显的基因缺陷，分别是遗传性非息肉病性大肠癌和家族性腺瘤性息肉病。对于遗传性大肠癌来说，由于遗传基因无法主动选择，携带大肠癌缺陷基因或突变基因的家族成员多在40岁左右转变为大肠癌。因此，通过产前筛检、优生优育、减少大肠癌突变基因或缺陷基因携带者的数量，是当前预防或降低遗传性大肠癌发病率的主要方法。对于大多数人来说，患遗传性大肠癌概率非常低，所以不需要过于担心。

非遗传性大肠癌 非遗传性大肠癌的发生主要与环境因素有关，目前已知的环境因素包括高脂肪食谱与膳食纤维不足，其他相关因素尚有慢性便秘、肠道慢性炎症、吸烟、饮酒及微量元素缺乏等。目前，大肠癌发病率逐年攀升，主要与非遗传性大肠癌发病率增加有关。非遗传性大肠癌主要与不良饮食习惯有关，也被认为是"吃出来的"癌症。值得注意的一点是，有些非遗传性也会出现家族聚集的倾向，这可能和一家人相同的生活方式和饮食习惯有关。

小贴士

减少致癌物在大肠内的停留时间是预防非遗传性大肠癌的主要内容。具体措施包括：多吃玉米、新鲜蔬菜、水果等富含碳水化合物及粗纤维的食物，少吃油炸、熏制、高脂肪、高蛋白食物，不吃腐败变质的水果、蔬菜及其他食物，适当补充维生素及微量元素，戒烟，少饮或不饮酒，保持大便通畅及防治慢性肠道炎症。

什么是大肠癌的二级预防

俗话说：人食五谷杂粮，难免生病。生病是一种不幸，但如能

"早发现、早治疗"则是不幸中的大幸。大肠癌的二级预防是主要针对发病机制进行预防，及时发现癌前病变和早期大肠癌，并予以治疗。尽管大肠癌的发病机制尚未完全阐明，但"正常上皮→异常上皮→腺瘤Ⅰ级→腺瘤Ⅱ级→腺瘤Ⅲ级→癌"，这种大肠癌形成的多基因、多步骤分子发病模式已得到了广泛认可，并且是指导当前化学预防及对癌前病变进行积极干预的基础。当然，也有部分大肠癌的发生可不经过腺瘤阶段，而由异常上皮直接转化为大肠癌。

对于遗传性大肠癌来说，携带大肠癌缺陷基因或突变基因的家族成员（指一级亲属），其大肠腺瘤性息肉具有如下三大特点：①腺瘤出现的时间早（最早期可在 8~10 岁）；②腺瘤癌变速率快（约 3~5 年）；③40 岁前几乎 100% 发生癌变。

故遗传性大肠癌的二级预防，具体步骤包括：①对于遗传性大肠癌患者的家族成员进行基因筛检，确定家族成员中大肠癌致病基因的携带者；②对于携带致病基因的或无条件进行筛检的 10 岁以上的家族成员，每年进行 1 次全结肠镜检查；③如未检出腺瘤性息肉，可采用非甾体抗炎药进行化学预防；④如检出腺瘤性息肉，但直径小于 1 厘米可行内镜局部治疗，同时进行化学预防；⑤如 20 岁以上的家族成员结肠镜筛检发现多发性腺瘤性息肉，病理提示不典型增生或至少 1 个腺瘤直径大于 1 厘米，应及时进行预防性全结肠切除；⑥对于非致病基因携带的家族成员，筛检起始时间可以推后至 30 岁，每 1~2 年进行 1 次结肠镜检查，10 年后如仍未发现病变，可延长到 3 年检查 1 次，如 50 岁仍未检出，则按自然人群进行筛查，如发现单发腺瘤性息肉，则按腺瘤性息肉进行随访。

对于非遗传性大肠癌，由于大肠癌可在不同时间渐次出现多个大肠癌原发灶或同时发现多个大肠癌原发灶，故对于大肠癌术后，大肠腺瘤内镜治疗术后，幼年起病、病变广泛、病程长的炎症性肠病，胆囊结石，胆囊切除术后，慢性便秘或慢性血吸虫病患者，推荐定期接受大肠癌筛检。还可选择直肠指诊、大便隐血、癌胚抗原、结肠镜、气钡双重造影、腹部 CT 等方法进行筛检。根据大肠癌术后病理分型、位置、浸润深度，腺瘤性息肉大小、活检标本是否有不典型增生及程度等，确定筛检的时间间隔，短的需 3 个月进行 1 次，长的可每 1~3 年进行 1 次结肠镜检查。

✦ 戒烟对预防大肠癌有益吗

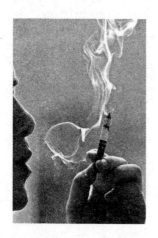

或许你会问，吸烟与大肠癌有什么关系吗？研究发现吸烟是诱发大肠腺瘤性息肉的危险因素，而大肠腺瘤性息肉通常被认为是一种癌前病变。

有结果显示，男性吸烟者死于大肠癌的危险性比不吸烟者高34%，女性吸烟者危险性比不吸烟者高 43%。虽然在吸烟人群中死于直肠癌的比例也增加，但与结肠癌相比，其危险性略微偏低。而且人们吸烟的时间越长，死于结肠癌的比率就越大。每天增加吸烟数量、年轻时就开始吸烟、成包成包地吸烟超过 1 年都会增加死于大肠癌的危险。研究表明，有 20 年烟龄的吸烟者面临着较高的结肠癌和直肠癌死亡率，但是如果女性 10 年不吸烟或男性 20 年不吸烟可使死于癌症的危险降至正常水平。

因此，建议吸烟者不管什么原因，都应戒烟，而且越快越好，并建议不吸烟的人士不要养成这种坏习惯。

✦ 戒酒对预防大肠癌有益吗

中国人的酿酒、饮酒历史可以追溯到数千年前，适量饮酒能活血化瘀，在酒中加入药物可以制成药酒，用来治疗疾病。同样，过量饮

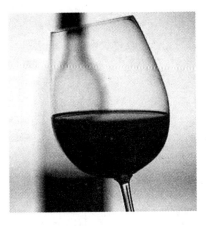

酒的危害也是众所周知的，几乎人人都知道，过量饮酒损伤肝脏，但是可能很多人并不知道过量摄入酒精对我们的肠道也有着不小的危害，酒精是一种重要的促癌因素。

重度酗酒者发生大肠癌的危险比戒酒者或少量饮酒者高出近2倍，但少量饮用红酒则可以降低患大肠癌的风险。

饮酒和肥胖的关系也是显而易见的，肥胖的人罹患大肠癌的危险性要比普通人高，有研究发现腰部与臀部比例越大，患大肠癌的风险也越大。所以戒酒并增加运动量，有助于预防大肠癌。

胆囊切除会导致大肠癌吗

人的胆囊犹如一个储存胆汁的"水库"，肝脏分泌的胆汁源源不断地流入胆囊并储存起来，人们吃饭的时候，特别是进食油腻食物时，刺激胆囊收缩，把储存的胆汁排入肠道，帮助脂溶性食物的消化、吸收。当人体摄入胆固醇过多时，胆汁中的胆固醇容易出现过饱和，会在胆囊内形成结晶，继而形成结石。由于胆囊结石易诱发胆囊炎症，是胆囊癌发病的危险因素之一，通常外科医师会建议患者行胆囊切除手术治疗，这本身是预防癌症的一个手段。但是如果胆囊被切除了，胆汁无处储存，便持续不断地排进肠道，原先由胆囊承担的负担将会转嫁于肠道。进入肠道的胆汁被肠道细菌分解后，可产生具有致癌作用的"二级胆酸"，这种致癌物持续刺激肠黏膜，可诱导肠黏膜慢性炎症、不典型增生甚至癌变。因此，对于胆囊切除术后10年以上的患者应定期进行大肠癌的筛查，以预防大肠癌发生。

另外，行胆囊切除的大多是胆石症的患者，而胆石症和大肠癌的发病过程中存在着几个共同的危险因素：肥胖、高热量、高胆固醇饮食。也就是说，胆囊结石的患者在胆囊切除之前，其大肠癌的患病风险可能也要高于普通人。

小 贴 士

胆石症患者应注意自身的生活方式和饮食结构，已行胆囊切除术的患者更应如此。具体措施包括：①注意健康饮食方式，多吃新鲜蔬菜、水果和富含膳食纤维的食物，尽量不吃高脂油腻食物，尤其是油煎、油炸食品，以减少肠道"二级胆酸"生成；②多喝水，保证大便通畅，防止便秘，及时排除肠道毒素；③每年进行一次大便隐血试验、血清癌胚抗原检查，每1~3年进行1次结肠镜检查。

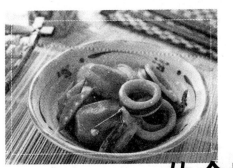
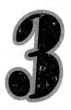

饮食防治大肠癌

✦ 高脂、低纤维饮食会增加大肠癌的风险吗

　　大肠癌高发病率国家的饮食具有高脂肪、高动物蛋白、尤其是牛肉，少纤维及精制碳水化合物，即所谓"西方化饮食"的特点。其中以高脂肪饮食的影响最为明显。

　　高脂饮食，特别高动物脂肪饮食是导致大肠癌的高度危险因素。有研究表明，肉食的摄入量每天增加 100 克可使大肠癌的发病概率增加 12%~17%。其致癌的原因可能包括：①诸多致癌物质为脂溶性，即可溶解于脂肪中，因此，从饮食中摄入的动物脂肪越多，溶解和吸收致癌物质的危险性就越大。②高脂肪饮食可增加肠道内胆汁酸的分泌，后者对肠道黏膜具有潜在的刺激和损害，如果长期处在这种刺激和损害中，可能诱发肿瘤细胞的产生，导致大肠癌。

　　在平时饮食中应注意：①少食或不食富含饱和脂肪酸和胆固醇的食物，如油、肥肉、动物内脏、鸡蛋黄及棕榈油和椰子油等；②不食或少食油炸、油煎品；③适量食用含单不饱和脂肪酸的食物，如橄榄油、金枪鱼及鱼油等；④植物油（包括花生油、豆油及菜籽油等）限制在每人每日 20~30 克左右；⑤在烹调过程中，避免将动物性食品和

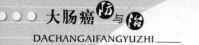
植物油过度加热（包括烹调温度过高及加热时间过长）。

 ## 大肠癌发病与微量元素有何关系

近年来，结、直肠癌与微量元素之间的关系越来越被重视。硒是对结肠癌发生有预防作用的微量元素。实验显示，缺乏硒可增加大肠癌的发病率，补硒可抑制大肠癌的发生。

硒是体内谷胱甘肽过氧化物酶的活性成分，它具有抗过氧化的功能，可防止脂质过氧化，保护细胞膜不受有害的活性氧自由基的破坏，从而维持细胞结构和功能的完整性。硒能增强机体的免疫功能，清除发生恶变的细胞，防止肿瘤的发生。同时，硒还是一些肿瘤相关基因表达的调控因子，对肿瘤细胞有促进分化、抑制增殖的作用。

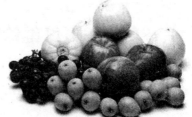

 ## 钙能降低大肠癌的发病风险吗

摄入钙质丰富的食物或直接补充钙质，可减少患结肠癌和直肠癌的危险性。钙对大肠癌的保护作用不但与摄入量有关，还与钙的食物来源密切相关。动物性膳食钙与降低大肠癌发生风险有关，而植物性膳食钙则与此不相关。

不少食品含大量钙质，乳类和乳制品不但含量丰富而且容易被吸收。此外，还有贝类食物、沙丁鱼、鲑鱼、鸡蛋、骨粉等。绿色蔬菜也含有丰富的钙质，但其吸收程度受蔬菜中草酸的影响，如菠菜虽含钙量高，但它同时含有大量的草酸，形成的草酸钙是不能被人体吸收的；其他蔬菜，如小白菜、油菜、芥菜草酸含量低，其中的钙易被人体吸收。大豆本身就含有相当高量的钙质，而在豆制品的制造过程中又常常加入钙盐，更增加了钙的含量，豆类及豆制品是不可忽视的钙米源。钙还存在于一些坚果和水果中，如杏仁、核桃、榛子、瓜子、山楂、柑橘等。另外，一些调味品，如芝麻酱、榨菜、雪里蕻、萝卜干等也含有大量的钙。

腌制、烘烤食品会引起大肠癌吗

高脂及低纤维饮食都是大肠癌发生的危险因素，那么有人就要问了，我比较喜欢吃腌制或烘烤的食物，这种饮食习惯会引起大肠癌吗？

食用过多的腌制或烘烤食物，易引起各种肿瘤，尤其是消化道肿瘤。有研究显示，频繁摄入烟熏、腌制食物能增加结肠、直肠癌的发病风险，喜食腌制或烘烤食物的人群罹患大肠癌的概率是不经常食用腌制或烘烤食物的人的 3 倍。

腌制食品中有较多的硝酸盐和亚硝酸盐，这类物质进入人体后在一定条件下经肠道细菌作用可还原为亚硝胺，亚硝胺在肠道细菌作用下，可继续转化为胼类化合物，成为强致癌物。

同样有学者在烘烤食物中发现一种名为丙烯酰胺的物质，它是一种神经毒剂，也可能是一种致癌剂。这种物质的产生是由于食物在烘烤过程中，在高温的作用下，某些食物中的氨基酸和糖类发生一系列化学反应而产生的。同时在烘烤食物过程中，可产生杂环芳香胺类、多环芳烃类等物质，这些物质都是致癌物可导致大肠癌的形成。

虽然机体有自然消除和转化致癌物质的能力，但长期食用这类物质，当致癌物质在体内的积聚，超过机体的清除能力时，就有可能产生肿瘤性疾病。因此，应养成良好的饮食习惯，尽量少吃，甚至不吃腌制或烘烤食物。

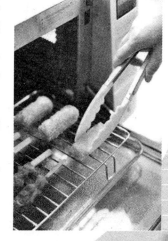

多吃淀粉食物能预防大肠癌吗

英国剑桥大学的研究表明，吃香蕉和煮熟的土豆等富含淀粉的食物，可减少患肠癌的危险。研究发现，中国人淀粉的消耗量是世界上最高的，比英国多一倍以上，而中国的结肠癌发病率比英国少一半。

淀粉进入结肠后，结肠里的细菌将它分解。在分解过程中，淀粉使可能引起肠癌的废物加快从消化道排出体外。含淀粉丰富的食物往往含钾丰富，对维持肠道神经肌肉的兴奋性起至关重要的作用，有利于大便的畅通，起到防治结肠癌的作用。其次一些含淀粉丰富的食物通过发酵后，如醋、豆豉、酵母馒头等，免疫活性物质如 B 族维生素等含量增加，有利于维护肠道菌群平衡，清除致癌物。而且淀粉在肠内经发酵酶作用，会产生大量的丁酸盐。研究表明，丁酸盐是有效的癌细胞生长抑制剂，它能够直接抑制大肠细菌繁殖，防止大肠内壁可能致癌的细胞产生。

所以在日常饮食中，人们应该注意多摄入含淀粉丰富的食物，一日三餐每顿饭中都应该保证有淀粉类的食物。一般来说，每天摄入淀粉类食物的总量应占每日总能量的 50%~60%。人们除了常吃富含碳水化合物的主食，如大米、玉米、小麦等，以及根茎类食物，如土豆、山药、地瓜之外，还应该多补充豆类和含淀粉比较多的水果，如香蕉、火龙果等。

小贴士

可以经常食用比较健康的淀粉类食物：蒸白薯、蒸山药、蒸南瓜、全麦面包、燕麦片、煮玉米、大枣粥、豆豉等。有一些淀粉类食物吃多了反而不利于身体健康，应尽量少吃，如：炸薯条、炸薯片、含人造黄油高的点心、各种精致的谷类小吃等。

多喝牛奶或酸奶能预防大肠癌吗

流行病学调查发现，高脂肪、高蛋白饮食是大肠癌的重要致病因素。然而，以肉类为主食的土耳其人，其大肠癌发病率并不高，原因在于他们经常食用牛奶、酸奶及奶酪制品等，提示常饮牛奶和酸奶可能有助于预防大肠癌。

由于牛奶中含有亚麻油酸、蛋白质、乳清蛋白酵素、维生素 A、维生素 D、维生素 E 及胡萝卜素等多种有益成份，提示牛奶可能对癌细胞生长有抑制作用。英国的研究人员发现：在两组实验大鼠身上注入致癌剂，未食用牛奶一组，大肠癌细胞生长速度为食用牛奶一组的 2 倍，提示牛奶可抑制大肠癌细胞生长。因此，多喝牛奶可能具有预防大肠癌的作用。

与喝牛奶相比，喝酸奶能更好地预防大肠癌。酸奶中含有大量对人体有益的乳酸菌和双歧杆菌，它们是人体大肠内益生菌的主要成分。牛奶经过它们的分解后，不仅营养成分更容易吸收，而且可以为人体补充必要的益生菌，有调节肠道菌群、防止便秘的功能。所以酸奶不仅仅是一种普通食品，更是一种功能性保健品。

小贴士

选择酸奶时应注意分清酸奶和酸奶饮品之间的差异。酸奶饮品是酸奶加工后的乳酸饮品，所包含的营养成分通常仅是酸奶的 1/3，含有的活菌成分也较少，生产过程中可以使用山梨酸等添加剂。虽然酸奶饮品也具有一定的营养价值，但与普通酸奶相比要差得多，所以选购时一定要看清商标和产品性质。

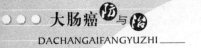

膳食纤维能降低大肠癌的发病风险吗

人体必需的营养元素有6种：水、蛋白质、碳水化合物、脂肪、矿物质及维生素。但近年来，有人提出人体必需的营养元素为7种，将纤维素也列为其中，即我们常说的膳食纤维。纤维素分为水溶性纤维素和非水溶性纤维素。非水溶性纤维素广泛存在于自然界，它是植物细胞壁的主要成分，以纤维素、半纤维素和木质素最为常见。水溶性纤维素包括果胶、树胶等，存在于许多水果和蔬菜中。

纤维素是碳水化合物的一种，草食动物可以消化纤维素，并吸收其中的能量，但是对于人体来说，由于缺乏消化纤维素的酶，人体无法消化纤维素，所以纤维素是人体粪便的重要组成部分。纤维素曾经一度被认为是"废物"，但后来科学家发现，纤维素虽不能被人体吸收，但却具备许多其他营养素没有的功能。

随着经济的快速发展，生活水平不断提高，饮食中蛋白质和脂肪的摄入的比例明显增加，导致肥胖的人群也随之增多。在饮食中增加纤维素的含量，可以增加食物中不可吸收部分的体积，增加饱腹感，减少热量的摄入，从而起到减肥的效果。

由于膳食纤维不能被肠道吸收，作为食物残渣的重要组分，膳食纤维的摄入可以增加粪便的体积，并保持粪便的性状松散，防止粪便中的水分被过度吸收，引起粪便干结。同时，非水溶性纤维素的存在可以刺激肠壁，引起大肠蠕动增加，有效地减少粪便在肠道内停留的时间，间接地减少便秘和痔疮的发生。

非水溶性纤维素反复的运动也可以清洁肠道中残留的物质，吸收肠道中的有毒物质，减少大肠癌的发病率。膳食纤维的存在对于稳定肠道菌群的组成也有很重要的作用。

> **小贴士**
>
> 补充膳食纤维的建议：①每日补充膳食纤维30克；②多食富含膳食纤维的食物，如魔芋、燕麦皮、大豆及其制品、新鲜蔬菜和水果、藻类等；③在维持主食量不变的前提下，用部分粗粮替代细粮。

科学合理的膳食结构能预防大肠癌吗

高脂肪饮食，特别是有饱和脂肪酸的饮食可刺激胆汁分泌，增加大肠中胆汁酸与中性固醇的浓度，改变大肠菌群的组成，使厌氧菌增加，好氧菌减少。经细菌的作用，可使胆汁酸生成3–甲基胆蒽等致癌物刺激，就可形成大肠癌。另外，膳食中如缺少富含纤维素食品，就会使大肠中宿便时间延长，肠道中有毒物质长期积累，可使致癌物浓度增高，发生大肠癌的机会也大大增加。因此，要减少脂肪的摄入，增加纤维素的摄入。在日常的饮食结构中，可增加红薯、香蕉、苹果、胡萝卜、大蒜头、新鲜菠菜、芹菜、韭菜、豆角、木耳、土豆、菜花、卷心菜、猪血、玉米、全麦面等食品。

红薯淀粉在肠胃的消化过程中能产生一种对癌症有遏制作用的脂肪酸，在肠道中可起到消毒剂的作用。红薯还有丰富的纤维素，会使肠中好氧菌群活跃，从而减少致癌物的产生。红薯中的纤维素还可吸附肠道致癌物，促进肠蠕动，加速粪便排空，以预防大肠癌。

苹果具有两种相反的功能，即止泻和通便双重作用。由于苹果中含有较多的鞣酸、果胶和纤维素，因而具有收敛和吸附肠道细菌及有害致癌物的作用。苹果中的纤维素较难消化，可使大便疏松，还能刺激肠道蠕动，因而有利于疏通大便预防大肠癌。

酸奶有助于人体分泌更多的干扰素，酸奶中的乳酸杆菌可降低结肠产生的 β–葡萄苷酸酶、氮还原酶和硝还原酶的含量，而以上三种酶

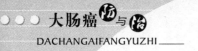
过多容易导致大肠癌。

 大肠癌患者合理膳食有哪些原则

　　合理膳食不仅对大肠癌的发生具有预防作用，而且对大肠癌术后或治疗后的康复具有重要意义。大肠癌患者的膳食应遵守以下原则。

　　①**食物多样化**　以植物性食物为主，应占每餐的 2/3 以上，植物性食物应含有新鲜的蔬菜、水果、豆类和粗粮等。

　　②**不吃烧焦的食物**　烤鱼、烤肉时应避免肉汁烧焦。直接在火上烧烤的鱼、肉及熏肉只能偶尔食用。料理食物最好煮、蒸、炒的方法。

　　③**多吃淀粉类食物**　每天吃 600~800 克各种谷类、豆类、植物类根茎，加工越少越好。要限制食糖的摄入。食物中的淀粉有预防结肠癌和直肠癌的作用，高纤维食物有可能预防结肠癌、直肠癌发生。

　　④**多吃新鲜蔬菜、水果**　坚持每天吃 400~800 克各种蔬菜、水果，可使患癌症的危险性下降20%。

　　⑤**戒酒**　饮酒每天最多不超过 1 小杯，经常饮酒有增加患肠癌、咽喉癌、食道癌等的危险。

　　⑥**减少红肉摄入量**　每天应少于 90 克，最好用鱼和家禽替代红肉。红肉会增加结肠癌和直肠癌的发生危险率。同时要限制高脂肪饮食，特别是动物脂肪的摄入，应选择恰当的植物油（如橄榄油等）。

　　⑦**限制腌制食品的摄入并控制盐和调料的使用**　世界卫生组织建议每人每天食盐摄入量应少于 6 克。另外不要食用在常温下保存过久、可能受真菌毒素污染的食物。

 大肠癌患者应禁忌哪些食物

　　●**烈性酒、辛辣、燥热、刺激性食物**　辛辣、刺激性食物会刺激肠黏膜，使其产生充血、水肿甚至糜烂溃疡、蠕动加快，从而引起腹痛、腹泻，并使肛门烧灼刺痛；辛辣食物还会使大肠吸收水分的作用增强，以致粪便过于干硬，引起便秘。

● **高脂肪饮食及低纤维食物**　高脂肪膳食会促进肠道肿瘤的发生，尤其是多不饱和脂肪酸，虽能降低血脂，但有促癌发生的作用。胆固醇本身并不致癌，但与胆石酸同时反应，有促癌作用。因此，结肠癌的患者，不要吃过多脂肪，脂肪总量占总热量30%以下，动、植物油脂比例要适当。

● **尽量少吃油炸、熏烤及腌制食物**　熏烤、腌制食品大都有致癌性。腌制食品中有较多量的硝酸盐和亚硝酸盐，进入人体会还原为亚硝胺。亚硝胺有强烈的致癌作用，主要引起食管癌、胃癌、肝癌和大肠癌等。

✦ 大肠癌患者宜多吃哪些食物

大肠癌患者膳食中应多吃些膳食纤维丰富的蔬菜，如芹菜、韭菜等。膳食纤维丰富的蔬菜可刺激肠蠕动，增加排便次数，从粪便当中带走致癌及有毒物质。但食用粗纤维食物时一定要细加工，因为太粗糙的食物反而会对肿瘤部位有刺激。如果结肠癌向肠腔凸起，肠腔变窄时，就要控制膳食纤维的摄入，因为摄入过多的膳食纤维会造成肠梗阻。此时应给予易消化、细软的半流食品，如小米粥、浓藕粉汤、大米汤、玉米面粥、蛋羹、豆腐脑等，这些食品能够减少对肠道的刺激，较顺利的通过肠腔、防止肠梗阻的发生。

大肠癌早期往往有排便的改变，有时便秘，有时腹泻，便中带血，有些患者便秘和腹泻交替出现。所以对早期肠癌患者应重视调理大便，在饮食中加入含粗纤维较多的食品，如土豆、红薯、香蕉、嫩叶青菜等，但加工要细致，避免食物过分粗糙对肿瘤部位造成刺激。食用含纤维素丰富的食品，可以使大便有一定的容积，既可以预防便秘，又可在一定程度上防止腹泻，并能保证每日的规律排便。

晚期大肠癌患者由于肿瘤恶性生长侵入肠道内造成肠道狭窄，出现不同程度的阻塞排便，并减少对食物的容纳。这时应注意给予患者营养丰富，少粗纤维的食物，如蛋类、瘦肉、豆制品和细粮、嫩叶蔬菜等；并嘱患者多喝蜂蜜水和吃香蕉、鸭梨等，其中以蜂蜜通便效果最佳。

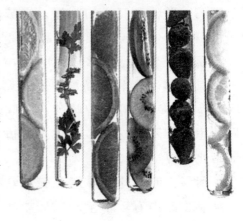

造口术后饮食方面应该注意什么呢

结肠造口术后，除被切除的部分大肠以外，大部分的肠道功能仍然存在，所以即使在手术后，也无需担心在饮食方面会受很大影响，基本上可以想吃什么就吃什么。但如果在手术前已经患有高血压或者糖尿病，则仍需要对相应的食品进行限制，不可随心所欲。对于使用便袋的患者来说，排气常会带来一些麻烦。日常常见的洋葱、椰菜、红薯等易引起排气。从理论上来说，这些食物对于患者的健康没有太大的影响，但是常使患者感到不便，所以可以适当避免进食这类食物，当然，如果选用配有活性炭过滤器的便袋或两件式用品，也可以避免食物产气带来的不便。

腹泻同样是结肠造口术后患者担心的一个问题，虽有不适，但又难于启齿。食物中，如咖喱、蒜、辣椒等辛辣刺激的食物都容易引起腹泻，如果选用一些开口的便袋，也就可以不妨碍正常生活和工作了。

总之，在手术后刚开始的一段时间，需要慢慢地尝试何种食物适合吃、何种不适合，渐渐地会发现一些适合的食物，并逐步地适应它们。随着时间的增加，可以再适当加一点水分，这样的饮食结构应该就比较合适了。

　　容易产生异味的食物：玉米、洋葱、甘蓝菜、鱼类以及香辛类的调味品。容易产气的食物：黄豆类、花椰菜、小黄瓜、韭菜、青椒、扁豆、萝卜、豌豆、苹果、哈密瓜、西瓜等。

大肠癌术后如何注意营养物质的补充

　　大肠癌术后的患者，应同其他胃肠道手术的患者一样，要遵医嘱给予饮食，饮食要以稀软开始到体内逐步适应后再增加其他饮食。应注意不要吃过多的油脂，每天脂肪提供的热量应占总热量的30%以下。要合理搭配糖、脂肪、蛋白质、矿物质、维生素等食物，每天都要有谷类、瘦肉、鱼、蛋、乳、各类蔬菜及豆制品，这样才能补充体内所需的各种营养。手术后初期不能正常进食时，应以静脉补液为主。

　　牛奶是人们十分喜爱的饮品之一，牛奶中含有的维生素A、维生素C、钙等物质，具有抗癌作用。维生素A能使人体鳞状细胞癌及其他细胞癌消退，并刺激人体抗肿瘤的免疫系统；维生素C能抑制内源性亚硝胺的合成，并抑制致癌化合物对人体组织细胞的影响；钙能改变结肠黏膜的增殖，降低结肠癌的发生。但是，牛奶中所含的脂肪却具有致癌作用，全脂牛奶的脂肪含量为脱脂牛奶的4倍，因此，术后的结肠癌患者更适于饮用脱脂牛奶。

　　术后的大肠癌患者应注意多吃些含膳食纤维丰富的蔬菜，如芹菜、韭菜等，可刺激肠蠕动，增加排便次数，从粪便中带走致癌及有毒物质。如果发现大肠癌肿向肠腔内凸起，而使肠腔变窄时，就要控制膳食纤维的摄入，因为摄入过多的膳食纤维会造成肠梗阻。此时，

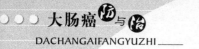
应给予易消化、细软的半流质食品，如小米粥、浓藕粉汤、大米汤、玉米面粥、蛋羹、豆腐脑等，这些食品能够减少对肠道的刺激，较顺利的通过肠腔，防止肠梗阻的发生。

手术后饮食如何调整

大肠癌术后开始恢复饮食的时间标志是肛门排气，一般在术后4~5天。肛门排气说明肠道功能已经恢复且肠管通畅无阻。此时患者可开始口服流质饮食，如米汤、果汁、蛋汤、鱼汤、鸡汤、藕粉等。也可服用牛奶，但因其不易消化，有些患者喝后会感到腹胀。因患者食欲尚未完全恢复，流质所含热量较低，所以此时仍需适量静脉补液。2天后无不适反应可改服半流质饮食，如稀饭、面条、馄饨等。完全恢复正常饮食的时间依患者不同可有差异。全身情况好的患者可在术后2周左右恢复，其他患者可依自己的情况适当延期。

老年人或全身情况差的其他患者术后肠蠕动恢复较慢，有时会延长至术后1周才能出现排气。如仍无肛门排气且腹胀持续出现，胃管抽出的液体较多，需考虑是否存在肠梗阻或其他情况。此时患者不应急于进食，应继续加强肠道外营养支持，检查肠道功能恢复缓慢的原因。

在选择食物时应避免刺激性或坚硬的食物，摄取低残渣高营养值的食品，选用容易消化的饮食，尽量使粪便少量化。以下简略列出一些可以食用的食品以供参考，精白米、面条、面包、土豆、冬粉、豆腐、鱼贝类及其制品、鸡肉、鸡蛋（以蒸蛋为宜）、南瓜、菠菜、胡萝卜、番茄、蜜柑罐头、奶油、咖啡、红茶、砂糖等。另外，必须避免食用会引起腹泻的食物，须摄取低纤维饮食，对那些纤维成分多的食品（例如，高纤维蔬菜、水果类、香菇、海藻类、腌制类、全麦制的面包等）都应避免食用。

由于大肠、直肠癌患者术后可以选用的食物种类受到限制，每天重复的食用相同的菜肴，难免会让患者的食欲每况愈下。因此，变化多样的菜肴佐以易于消化的料理方法可以帮助患者保持良好的食欲，如此才能充分地摄取身体所需的营养素。但是，除了番茄、蜜柑罐头之外，生蔬菜和含果粒的果汁也尽量不要列入菜单中。在食物的烹调上，须以清淡的口味为主，减少调味品的用量，并用非刺激性的调味品烹煮食物。除此之外，蔬菜类的食物要将汤汁沥干，鸡肉要将鸡皮去除，鸡蛋必须煮熟或以蒸食为宜。

小 贴 士

手术后须慎选食物的主要原因有三：①尽量避免大肠切除后吻合部位的过度拉扯；②希望肠道能早日恢复正常的蠕动功能；③充分摄取营养素，以期体力能及早恢复。

大肠癌术后饮食应注意哪些问题

◆**合理调配饮食结构**　大肠癌术后早期，患者的消化吸收能力有所减弱，所以应注意饮食成分，应以高热量、高蛋白质、高维生素为主，为机体康复提供更多的营养物质。高热量食物主要是淀粉类食品，不宜多食高脂肪类食物。高蛋白质食物包括各种精肉、牛奶、鱼类、豆制品等。新鲜蔬菜、水果是维生素、纤维素的主要来源。有些患者忌讳使用鸡、鸡蛋和海鲜食品，认为这些食物有"发"性，可促使癌症复发，但目前科学上并未发现它们有这样的作用。患者可根据自身条件和习惯选择食物种类，合理搭配。

◆**合理烹调**　烹调方法直接影响到食物的营养价值，应尽量采用煮、蒸、清炒等方法烹制。各种汤适宜患者术后食用，但要注意不能以汤为主，因为的主要成分是水和盐类，营养价值较低。新鲜蔬菜和水果应尽量生吃，有困难时可将其制成果汁、果泥。不宜生吃时，可短时间烹炒，但不要长时间炖煮。

◆**合理进食** 进餐的时间和量要妥当掌握。不宜暴饮暴食。术后早期应少食多餐，每次进食量不宜过多，进餐间隔时间要缩短。这对体弱者尤其重要，可避免术后进食量过大造成的腹胀、食欲下降甚至急性胃扩张。一般术后 2~3 个月即可完全恢复正常的一日三餐饮食习惯。

◆**不宜吃的食物** 有些食物与大肠癌的发病有关，应避免食用包括腌制食品、霉变的谷物和花生、过多的脂肪和辛辣调味品。

预防大肠癌在饮食上要注意什么

● 少吃或不吃富含饱和脂肪酸和胆固醇的食物，包括：猪油、牛油、肥肉、动物内脏、鱼子等。

● 植物油限制于每人每日 20~30 克左右。

● 不吃或少吃油炸食品。

● 适量食用含不饱和脂肪酸的食物，如橄榄油、金枪鱼等。

● 每日补充膳食纤维素 35 克以上。

● 多吃富含膳食纤维素的食物：魔芋、燕麦皮、大豆及其制品、新鲜蔬菜和水果、藻类等。

● 用部分粗粮替代细粮。

● 多吃新鲜蔬菜和水果，以补充胡萝卜素和维生素 C。

● 适量食用核桃、花生、奶制品、海产品等，以补充维生素 E。

● 注意摄取麦芽、鱼类、蘑菇等富含微量元素硒的食物。

如何严格限制高脂肪食物

高脂肪食物是大肠癌发生的主要促癌剂，因此，必须严格限制高脂肪食物的摄入量。高脂肪食物包括猪肉、牛肉、羊肉、黄油、奶酪、油炸食品、肉汁、蛋黄酱等。尽量避免用猪油、鸡油等动物油烹调食物，建议使用下列植物油。

橄榄油 由新鲜油橄榄果实冷榨而成，不经加热和化学处理，自然清纯，是地中海沿岸各国的传统食用油，其营养丰富，被公认为绿色健康食用油，素有"液体黄金"之美誉。特别是它含有较高的不饱和脂肪酸，对人体具有非常好的营养和保健作用。

葵花籽油 不含胆固醇，不饱和脂肪酸含量高达92%以上。营养价值接近橄榄油。

豆油 由黄大豆榨制而成，不含胆固醇，是亚油酸的最好来源。亚油酸是人体的必需脂肪酸。

花生油 由花生榨制而成。每100克花生油含有脂肪99.9克，维生素E 42毫克。矿物质有钾、钠、钙、镁、铁、铜、锌、锰、磷、硒等。不饱和脂肪酸亚油酸占37.6%、油酸占60%。

菜油 由油菜籽榨制而成。每100克菜油含脂肪99.9克、维生素E 60.9毫克。矿物质有钾、钠、钙、镁、铁、锌、铜、锰、磷、硒等。不饱和脂肪酸油酸占29%，亚油酸占15%，芥子酸占50%，亚麻酸占7%。

麻油 由胡麻榨制而成，又称香油。每100克麻油含脂肪100%，维生素E 389.9毫克。矿物质有钾、钠、钙、镁、铁、铜、锌、锰、磷、硒。不饱和脂肪酸亚麻酸占43.7%，亚油酸占7.3%，油酸占49.3%。

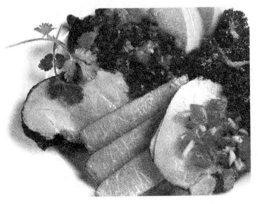

此外，尽量避免吃肥肉，应选择瘦肉并去除多余的脂肪。吃鸡肉时要去除油脂丰富的表皮。要饮用脱脂牛奶或低脂牛奶来代替全奶。同时建议采用烘烤、蒸、煮等烹调方式替代煎炸。

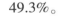
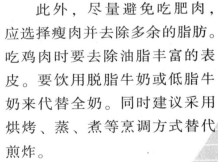

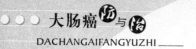
适合大肠癌患者的茶饮有哪些

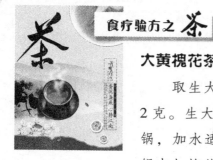

食疗验方之 **茶**

大黄槐花茶

取生大黄4克，槐花20克，蜂蜜15克，绿茶2克。生大黄去杂，洗净，晾干，切成片，放入沙锅，加水适量，煎煮5分钟，去渣，留汁，待用。锅中加槐花、茶叶，加清水适量，煮沸，倒入生大黄煎汁，离火，稍凉，趁温热时，调拌入蜂蜜即成。早晚2次分服。具有清热化湿凉血的功效，适用于湿热蕴结型大肠癌引起的便血，血色鲜红，以及术后便血等。

马齿苋白头翁茶

取马齿苋30克，白头翁15克，半边莲30克，红糖15克。将马齿苋、白头翁、半边莲洗净，入锅，加水适量，煎煮2次，每次30分钟，合并滤液，趁温热时，调入红糖即成。上下午分服。具有清肠化湿、解毒抗癌的功效，适用于湿热蕴结型大肠癌等癌症。

槐角茶

取槐角100克。将槐角洗净，入锅，加水适量，大火煮沸，改小火煎煮30分钟，去渣取汁即成。每日1剂，分2次服完。具有清热凉血、止血抗癌的功效，适用于湿热蕴结型大肠癌。

凤尾草荸荠茶

取鲜凤尾草50克（干品20克），荸荠100克。将凤尾草洗净，与洗净、切片的荸荠（连皮）同入锅中，加水适量，煎煮40分钟，去凤尾草即成。上下午分服，吃荸荠、饮汤。具有清热化湿、凉血止血、解毒抗癌的功效，适用于湿热蕴结型大肠癌。

甜杏仁茶

取甜杏仁 10 克, 绿茶 1 克。将甜杏仁用冷开水快速洗净, 打碎, 倒入小锅内, 用中火烧沸后冲泡茶叶, 加盖闷 5 分钟。代茶饮。具有清利头目、润肺止渴、消食解毒的功效, 适用于大肠癌。

荷蒂丝瓜芹菜茶

取鲜荷蒂 5 个, 老丝瓜 1 段, 芹菜 200 克, 冰糖适量。将鲜荷蒂、老丝瓜、芹菜洗净, 切剪碎, 加水适量, 煎煮约 1 小时, 取汤加入冰糖即成。温饮, 每日 2~3 次。具有清热抗癌、凉血止血的功效, 适用于大肠癌便血患者。

荷蒂茶

取鲜荷蒂 5 个, 冰糖适量。将荷叶中心部分, 去茎, 剪碎, 加水煎煮, 去渣取汁, 加入冰糖。代茶温饮, 每日 2~3 次。具有清热抗癌、凉血止血的功效, 适用于大肠癌。

山药饮

取生山药 120 克, 白糖适量。将山药洗净, 切片, 放入锅中, 加清水适量, 用大火煮沸后, 改用小火再煮约 50 分钟, 加入白糖调匀即可。每日 1 剂, 1 次食完, 连食 5~7 日。具有补脾益气、涩肠止泻的功效, 适用于大肠癌, 症见脾虚大便溏泻。

乌药元胡半枝莲蜜饮

取乌药 15 克, 元胡 15 克, 半枝莲 20 克, 蜂蜜 30 克。将乌药、元胡、半枝莲分别拣杂, 洗净, 晾干或晒干, 乌药、元胡切成薄片, 半枝莲切成小段, 同放入沙锅, 加水浸泡片刻, 煎煮 20 分钟, 用洁净纱布过滤, 去渣, 收取滤汁放入容器, 调入蜂蜜, 拌和均匀即成。早晚 2 次分服。具有行气活血、散寒止痛的功效, 适用于寒凝气滞型大肠癌引起的腹部疼痛。

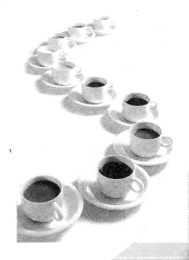

黄芪火麻仁蜜饮

取蜜炙黄芪 20 克，火麻仁 10 克，蜂蜜 15 克。将生火麻仁拣杂，打碎，与拣杂洗净后切成片的黄芪一同入沙锅，加水适量，煎煮 30 分钟，用洁净纱布过滤，去渣，取汁放入容器，趁温热时兑入蜂蜜，拌匀即成。每日早晨空腹顿服。具有补气润肠通便的功效，适用于大肠癌。

香蕉蛋蜜奶

取鸡蛋 2 只，香蕉 2 根（约重 250 克），鲜牛奶 200 克，蜂蜜 30 克。将香蕉去皮，并切成小段，备用。将鲜牛奶放入锅中，用小火煮沸，即离火，调入搅打均匀的鸡蛋糊，拌匀，再用小火煮沸，待凉，放入家用捣搅机中，再放入香蕉段及蜂蜜，一起搅打均匀呈浆汁即成。早晚 2 次分服。具有补益气血、滋阴润肠的功效，适用于阴血两虚型大肠癌等癌症术后身体虚弱，大便偏干者。

适合大肠癌患者的米粥有哪些

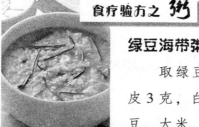

食疗验方之 粥

绿豆海带粥

取绿豆 100 克，海带 60 克，大米 120 克，陈皮 3 克，白糖适量。将海带浸透，洗净，切丝。绿豆、大米、陈皮分别洗净。把全部用料放入开水锅内，大火煮沸后转小火熬成粥，加白糖，再煮沸即可。每日早晚分食。具有清热消暑、软坚化痰、降脂降压的功效，适用于大肠癌等。

槐花粥

取陈槐花 10 克，大米 30 克，红糖适量。先煮米取米汤，将槐花未调入米汤中，放入红糖适量调匀。早晚餐食用。具有清热凉血止血的功效，适用于湿热蕴结之大肠癌便血。

猕猴桃粥

取猕猴桃 4 个，大米 100 克，红糖 20 克。将猕猴桃洗净，切碎，捣烂，放入纱布袋中挤压出汁液。大米淘净后入锅，加适量水，小火煨煮成稠粥，粥成时调入猕猴桃汁液，加红糖拌匀，再煮沸即可。每日早晚餐食用。具有健脾和胃、清热解毒、抗癌消肿的功效，适用于大肠癌、食管癌、肺癌、鼻咽癌、胃癌等。

无花果薏苡仁粥

取无花果粉 50 克，薏苡仁 50 克，大米 100 克，红糖少量。将大米、薏苡仁淘洗干净，放入锅中，加入无花果粉及清水适量煮成稀粥，再加入红糖即可。每日早晚餐空腹食用。具有清热消肿散结、健胃止泻的功效，适用于大肠癌。

荸荠粥

取鲜荸荠 150 克，大米 150 克。将荸荠洗净、去皮、切片，与淘洗干净的大米同放入锅中，加清水煮成稀粥即可。每日早餐趁温食用。具有消食健胃、清热止渴、防癌的功效，适用于大肠癌。

马齿苋槐花粥

取鲜马齿苋 100 克，槐花 30 克，大米 100 克，红糖 20 克。将鲜马齿苋拣杂，洗净，入沸水锅中烫软，捞出，码齐，切成碎末，备用。将槐花拣杂，洗净，晾干或晒干，研成极细末，待用。大米淘洗干净，放入沙锅，加水适量，大火煮沸，改用小火煨煮成稀粥，粥将成时兑入槐花细末，并加入马齿苋碎末及红糖，再用小火煨煮至沸即成。早晚 2 次分服。具有清热解毒、凉血止血的功效，适用于大肠癌引起的便血。

马齿苋蒲公英猪肉粥

取猪瘦肉 60 克，马齿苋 30 克，蒲公英 15 克，大米 60 克。将马齿苋、蒲公英、大米洗净，猪瘦肉洗净，切丝。把全部用料一齐放入锅内，加清水适量，大火煮沸，小火煮成稀粥，调味。早晚餐食用。

具有清热解毒、祛湿止泻的功效，适用于大肠癌。

小麦粥

取小麦 50 克，大米 100 克。将小麦、大米淘洗干净，放入锅中，加清水适量煮成稀粥即可。每日早晚趁温食用。具有养心除烦、清热止渴的功效，适用于大肠癌。

何首乌大枣粥

取生何首乌 60 克，大米 100 克，大枣 5 枚，红糖适量。将何首乌放入锅中，加清水适量，煎煮，去渣取汁。将大米淘洗干净，放入锅中，加入大枣、药汁及清水适量煮粥，待粥成时，加红糖调味。每日 1 剂，1 次或分 2 次食完。具有补益气血、解毒通便的功效，适用于大肠癌。

猪血鲫鱼粥

取生猪血 200 克，鲫鱼 100 克，大米 100 克，白胡椒粉少许，精盐适量。将大米淘洗干净；鲫鱼除鳞、肠杂及鳃、鱼头。将鲫鱼、大米、猪血、精盐、胡椒粉放入锅中，加入清水适量，充分搅拌，用大火烧沸后，改用小火炖至米烂肉熟。可经常食用。具有健脾补血、解毒清肠的功效，适用于大肠癌，症见便血或大便隐血。

红薯粥

取新鲜红薯 250 克，大米 150 克，白糖适量。将红薯洗净，连皮切成块，放入锅中，加入淘洗干净的大米及清水适量煮稀粥，加白糖调味即可。每日 1 剂，1 次食完，连食 3~5 日。具有健脾养胃，益气通便的功效，适用于大肠癌，症见大便干结带血。

丝瓜大米粥

取丝瓜 500 克，大米 200 克，生山药 200 克，精盐 1 克，味精 1 克。将丝瓜、山药分别刮皮，洗净，切块。将大米淘净，与山药同放入锅中，加清水适量煮沸，加入丝瓜和精盐煮成粥后，再加味精即可。每日 1 剂，分早晚食完，连食 5~7 日。具有健脾、凉血止血的功效，适用于大肠癌，症见大便带血。

当归桃仁粥

取当归 30 克，桃仁 10 克，大米 60 克，冰糖适量。将当归、桃仁洗净，微火煎煮半小时，去渣、留汁，备用。大米淘洗干净，加水适量，和药汁同入锅中，煮成稠粥，加冰糖适量，待冰糖溶化后即成。早晚餐食用。具有活血化瘀、解毒抗癌的功效，适用于瘀毒内阻型大肠癌。

萝卜薏苡仁粥

取萝卜 100 克，薏苡仁 60 克，大米 50 克。将薏苡仁、大米淘洗干净，备用；萝卜洗净，切片，先入锅煎煮 10 分钟，加入苡仁、大米，同煮成稠粥。早晚餐食用。具有理气宽胀、健脾消食、抗癌的功效，适用于气机郁滞型大肠癌。

黄芪皂角刺粥

取黄芪、皂角刺各 30 克，大米 60 克。将大米淘洗干净；黄芪切片，与皂角刺同入布袋中，与大米同入锅中，加水适量，组成稠粥，捞出布袋即成。早晚餐食用。具有益气健脾、活血抗癌的功效，适用于脾气虚弱型大肠癌。

荞麦桂圆粥

取脱壳荞麦粒 250 克，桂圆肉 75 克，红糖 30 克。将荞麦粒放入锅中，加清水 2000 毫升，用大火煮沸后，改用小火煮 20 分钟，加入红糖和桂圆肉，煮 5 分钟熄火，焖 10 分钟即可。每日 1 剂，1 次食完，连食 5~7 日。具有开胃宽肠、下气消积的功效，适用于大肠癌，症见下腹部疼痛。

核桃仁奶粥

取炸核桃仁、生核桃仁各 50 克，大米 50 克，鲜奶 250 克，白糖适量。大米放入清水浸泡 1 小时，捣烂磨细；炸核桃仁、生核桃仁捣烂磨细。然后混合和匀，加入清水搅拌均匀，用纱布滤出白汁液及细茸备用。再将牛奶烧开，取滤出的白汁倒入搅匀，加白糖，煮沸片刻即熟，即可饮用。每日 2~3 次。具有补肾润肠、补气养血的功效，适

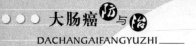

用于大肠癌术后或放化疗后阳虚大便秘结，体质虚弱。

✦ 适合大肠癌患者的主食有哪些

食疗验方之 **主食**

八仙饭

取芡实、山药、茯苓、莲子、薏苡仁、白扁豆、党参、白术各10克，大米150克，红糖适量。将山药、茯苓、党参、白术放入锅中，加清水适量熬成药汁；芡实、莲子、薏苡仁、白扁豆洗净，放入锅中煮熟，捞出备用。将大米淘洗干净，与熟芡实、莲子、薏苡仁、白扁豆同放入锅中，加入药汁、红糖及清水适量，上笼蒸40分钟即可。每日1剂，1次或分2次食完，连食5~7日。具有补益脾肾、涩肠利水的功效，适用于大肠癌手术后或放疗化疗中腹泻腹胀及下肢浮肿。

三鲜馄饨

取馄饨皮500克，嫩韭菜250克，熟梭子蟹肉150克，鸡蛋2只，黄酒、精盐、味精、植物油、蟹汤各适量。将韭菜择洗干净，切成小段，放盆中。鸡蛋磕入碗中用筷子拌匀，倒入有少量油的热锅中，用铲摊成薄的蛋皮，熟后取出切碎，放入韭菜盆中，放入蟹肉、黄酒、精盐、味精、植物油，拌匀成馅。用馄饨皮包馅成馄饨，下沸水锅煮熟，盛入有蟹汤、调料的碗中即成。当点心食用。具有温中行气、散血解毒的功效，适用于大肠癌、便秘。

菠汁面条

取面条（用鲜菠菜剁碎绞汁，取汁混入面粉中制成带青绿色的面条）150克，鸡脯肉75克，酱油、米醋、猪油、葱花各适量。将锅中之清水烧沸，下面条，煮至熟，捞出过冷开水，再用开水烫热，沥干水分。将鸡脯肉放锅中，加清水适量煮熟，取出切丝，放在面条上，加酱油、猪油、米醋、葱花拌匀即可。可经常食用。具有养血明目、清热解毒的功效，适用于大肠癌，症见便秘，体质虚弱。

党参山药蜜糕

取党参 15 克、山药 30 克，茯苓 15 克，莲子肉、薏苡仁各 20 克，白糖 50 克，蜂蜜 30 克，炒糯米、炒大米各 700 克。将党参、山药、莲子肉、茯苓、薏苡仁与糯米、大米一同磨成细粉，混合均匀，加入白糖、蜂蜜，加水和匀，蒸熟，切成条糕。当早点，随量食用。具有健脾益气抗癌的功效，适用于脾气虚弱型大肠癌。

适合大肠癌患者的菜肴有哪些

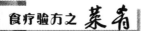

蒜苗鹅血豆腐

取新鲜大蒜苗 100 克，鹅血 250 克，豆腐 100 克，精盐、味精、黄酒、植物油各适量。将新鲜大蒜苗洗净，切成段，茎叶分开备用；鹅血用开水烫熟后切成厚片，豆腐亦切成厚片。炒锅上火，放油烧热，先倒入蒜苗茎，随即倒入鹅血和豆腐，炒煎炒 3 分钟，加黄酒、精盐和冷水和少许，再焖 8 分钟，加入大蒜叶和味精，继续炒 1 分钟，出锅即成。可佐餐食用。具有宽中消胀、健脾利水、抗癌解毒的功效，适用于大肠癌、胃癌、食道癌等。

香菇煮鲫鱼

取水发香菇 30 克，鲫鱼 1 条，香菜、植物油、精盐、酱油各适量。将香菇洗净切丝；香菜洗净切细段；鲫鱼去鳃去鳞，除内脏，洗净。将鲫鱼放入油锅中煎至两面发黄，加酱油炒片刻，再加精盐、香菇及清水适量煮至鱼和香菇熟透后，加入香菜调味即可。可经常食用。具有补益脾胃、扶正抗癌的功效，适用于大肠癌手术后或化疗中体虚、食欲不振者。

口蘑炖鱼肚

取水发鱼肚 400 克，罐头口蘑 150 克，熟火腿 15 克，黄酒、精盐、味精、葱段、生姜块、酱油、熟猪油、鸡汤各适量。鱼肚切成 5 厘米长、3 厘米宽的长条，在开水锅中烫透，取出，挤出水分。口蘑切成两半。火腿切片。葱、生姜拍松。将锅内放猪油烧热，投入葱、生姜煸出香味，烹入黄酒，兑入鸡汤，下入鱼肚、口蘑、火腿片，烧开后加入调料，改用小火炖 40 分钟左右，至熟烂，倒入汤盘即成。佐餐食用。具有开胃补肾、抗癌防癌的功效，适用于食道癌、胃癌、大肠癌等。

山葡萄根炖猪肉

取山葡萄根 100 克，瘦猪肉 100 克，黄酒适量。山葡萄根洗净，切碎；猪肉洗净，切小块，二味同入沙锅，加黄酒、水各半同炖，炖至肉熟即可。食肉饮汤，每日 1 次。具有滋阴清热、防癌抗癌的功效，适用于大肠癌。

贞杞猪肝

取女贞子 15 克，枸杞子 10 克，猪肝 250 克，葱、生姜、植物油、酱油、糖、黄酒各适量。女贞子、枸杞子洗净，装入纱布袋，扎紧袋口，加水煎煮 30 分钟，去纱布袋留药汁。猪肝洗净，用竹签刺上小孔，下入药汁内，煮 1 小时后，捞出猪肝，切成薄片。锅烧热，放入植物油，油热至九成时，放葱、姜下锅煸香，再入猪肝片，烹黄酒，加酱油、糖、原汤（药汁）烧沸，用大火收汁，最后用淀粉勾芡，使汤汁透明即成。可佐餐食用。具有养肝补肾、滋阴补虚的功效，适用于肝肾不足之大肠癌。

生拌蚌肉

取生蚌 500 克，橘皮 9 克，大蒜 30 克，葱 10 克，花椒、黄酒、米醋、酱油各适量。将生蚌洗净掰开，取蚌肉切碎，温开水淋洗 2~3次。葱、蒜、橘皮切丝，与蚌肉拌匀，加花椒、黄酒调和即成。蘸酱油、米醋食之，每日 1 次，连服 7 日。具有清热解毒、滋阴抗癌的功效，适用于大肠癌。

适合大肠癌患者的羹汤有哪些

 食疗验方之**汤**

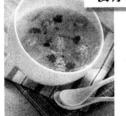

香菇香蕉汤

取半熟香蕉 2 根，香菇 30 克，葱头 1 个，韭菜、胡椒粉、精盐、味精各适量。香蕉去皮后切片浸入水中。以大锅将油烧热，把切好的葱头、香菇放入锅中炒熟，再加入胡椒粉，加水煮至水开，再加入香蕉。煮熟时加入韭菜、精盐、味精搅匀即可。可佐餐食用。具有清热解毒、防癌抗癌的功效，适用于大肠癌。

猴头菇鱼丸汤

取猴头菇 50 克，鱼丸 100 克，菠菜叶 25 克，植物油、味精、精盐、胡椒粉各适量。猴头菇用清水浸 15 分钟，捞出，沥干水分，切片。将猴头菇片、鱼丸放入沙锅中，加清水适量，用小火煮 15 分钟，再加菠菜叶煮 5 分钟，加植物油、味精、精盐、胡椒粉调味即可。可经常食用。具有补益脾胃、扶正抗癌的功效，适用于大肠癌，症见中气不足，食欲不振。

蘑菇薏苡仁菱角汤

取蘑菇 150 克，薏苡仁、菱角各 50 克。将蘑菇洗净，切片。菱角洗净后连壳切开。薏苡仁淘洗后入锅，加水适量，加蘑菇片、带壳菱角，共煮成浓汁，去渣后饮汤汁。每日早、晚分饮。具有益气健脾、扶正补虚、消肿抗癌的功效，适用于大肠癌、乳腺癌、子宫颈癌、食管癌、胃癌等。

双菇竹荪汤

取蘑菇、香菇各 20 克，竹荪、番茄、芥菜叶各 50 克，植物油、精盐、味精、胡椒粉、生姜末各适量。香菇、竹荪用清水泡发，洗净切碎。将锅置大火上，注入植物油待油八成热时，下蘑菇、香菇、竹荪炒片刻，加清水适量煮汤，汤沸后加入番茄、芥菜叶煮沸，最后加精盐、味精、胡椒粉、姜末调味即可。可经常食用。具有健脾开胃、解毒抗癌的功效，适用于大肠癌手术后或化疗中体虚，食欲不振者。

香菇枸杞排骨汤

取香菇 40 克，猪排骨 500 克，枸杞子 20 克，植物油、精盐、米酒、生姜、葱白各适量。将香菇洗净切碎；猪排骨洗净砍块；葱白洗净切细。将排骨放入炒锅中，加植物油炒片刻，加入米酒翻炒，放入生姜、枸杞子、香菇及清水适量煮汤，汤沸后用小火煮 20 分钟，加植物油、精盐、葱白调味即可。可经常食用。具有健脾养胃、补益气血的功效，适用于早期大肠癌体弱患者。

香菇荸荠豆腐汤

取香菇 30 克，嫩豆腐 400 克，荸荠 60 克，葱花 10 克，植物油、精盐、胡椒粉、味精各适量。将香菇洗净，用温水泡发，切丝；豆腐切成小块；葱切碎；荸荠削皮洗净，切成小片。将香菇、荸荠、豆腐一起放入锅中，加清水适量煮汤，汤沸后加入植物油、精盐、胡椒粉、味精、葱花煮片刻即可。可经常食用。具有健脾益胃、解毒抗癌的功效，适用于大肠癌手术后或化疗中体虚、食欲不振者。

香菇冬笋汤

取水发香菇 50 克，嫩冬笋 250 克，酱油、精盐、植物油、味精各适量。将冬笋洗净，切片，放入油锅中，加精盐同炒片刻，加香菇及清水适量煮沸，再加入酱油、味精煮至香菇烂熟即可。可经常食用。具有健脾益胃、扶正抗癌的功效，适用于脾肾阳虚型大肠癌患者。

当归黄花猪肉汤

取当归10克，黄花菜15克，瘦猪肉200克，葱、姜、盐、黄酒、味精适量。当归、黄花菜洗净；猪肉洗净切丝，与当归、黄花菜共置锅中，加水2000毫升，加入葱、生姜、黄酒、精盐等，煮至肉烂汤浓，加少许味精即成。吃肉喝汤，每日1次。具有补虚防癌、活血养血的功效，适用于大肠癌、原发性肝癌、胃癌等。

蘑菇瘦肉汤

取鲜蘑菇100克，瘦猪肉100克，植物油、精盐、味精各适量。将蘑菇、猪肉洗净，切片，放入沙锅中，加清水适量煮汤，待汤浓，肉熟后，加植物油、精盐、味精调味即可。可经常食用。具有健脾益胃、扶正抗癌的功效，适用于大肠癌。

黄鱼乌梅汤

取大黄鱼30克，乌梅6克，麻油、精盐各适量。将黄鱼洗净切碎，与乌梅置于锅中，加水适量小火煮汤。待汤沸鱼熟后再加入麻油、精盐调味。每日1次，趁热食之。具有健脾益胃、生津醒神、防癌抗癌的功效，适用于大肠癌、胃癌、食道癌等。大肠癌大便溏烂患者尤宜常服。

茉莉茶蛋羹

取鸡蛋3只，茉莉花茶10克，精盐、味精各适量。茉莉花茶用80℃开水泡开。将鸡蛋打入碗中，加精盐、味精及泡好的茶汤搅匀，入锅用大火蒸10分钟，出锅，把茶叶撒在蛋羹上即可。每日1剂，连食3~5日。具有理气开郁、辟秽和中的功效，适用于大肠癌，症见虚寒性疼痛及腹泻。

猕猴桃香蕉羹

取猕猴桃200克，苹果1个，香蕉1根，藕粉25克，白糖适量。将苹果、香蕉洗净，去皮，切成小丁待用；猕猴桃洗净，去外皮，包入消毒纱布内挤出汁于锅内。在猕猴桃汁内加入白糖和750毫升水，置火上煮沸，用藕粉勾芡，倒入一容器中，将苹果丁、香蕉丁倒入容器内，拌匀晾凉即可食用。可佐餐食用。具有清热解毒、防癌抗癌的功效，适用于大肠癌。

龟肉羹

取乌龟 1 只，胡椒粉 5 克，红糖 10 克。将乌龟宰杀，除内脏，去甲壳，洗净，切块，放入锅中，加清水适量，用小火炖煮 1 小时，加入红糖、胡椒粉即可。每周 2 剂，每次 1 剂分 2 次食完，连食 4 周。具有补阴清热、止泻止血的功效，适用于大肠癌腹泻且阴虚不足者。

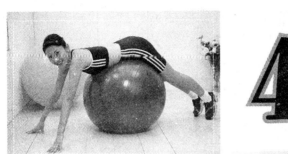

4

合理运动防治大肠癌

 体力活动与大肠癌有关吗

在职业与大肠癌发病的关系调查中发现，职业的体力活动与大肠癌发生密切相关。在职业体力活动的分析中发现，长期或经常处于坐位的职业类别，患结肠癌的危险性是体力活动较大的职业的 1.4 倍，并与盲肠癌的联系较为密切。有人认为，体力活动减少，可致食物通过肠道时间延长，同时增加了致癌物与肠道粘膜接触的机会。此外，肠蠕动受前列腺素的影响，而体力活动可以刺激前列腺素的产生与分泌。因此，缺少体力活动可以增加患结肠癌的危险性，而直肠癌与体力活动的联系性尚不肯定。病例对照研究结果也支持中等强度的体力活动对防止大肠癌尤其是结肠癌有决定性的作用。

 大肠癌患者可以进行体育锻炼吗

"生命在于运动"，适当的运动是强身健体、延年益寿的有效方法。运动对人健康长寿是非常重要的。有些癌症患者认为，反正自己患了"不治之症"，参加锻炼还有什么用呢？这种认识是极其错误的，癌症患者不仅应当参加体育锻炼，而且有些锻炼项目对癌症患者是很有意义的，比如慢跑等。有人分析，慢跑后每天获得氧的供给比平时多8倍，慢跑还可以使人流汗，汗水可以把人体内的铅、锶、铍等致癌物质排出体外，并能提高人体的免疫功能。因此，大肠癌患者宜进行适当的体育锻炼。

✦ 体育锻炼对大肠癌患者有哪些好处

癌症患者经过临床综合治疗以后，需要增加营养，参加适当的体育活动，尽快增强体质，提高免疫力，对疾病的康复大有益处。通过体育锻炼，不仅能改善心肺功能和消化功能，还能改善神经系统功能，提高机体对外界刺激的适应能力，解除患者大脑皮层的紧张和焦虑，有助于休息和睡眠。适当体育锻炼可以通过以下4点，起到预防癌症的作用：

- 增加机体的免疫功能；
- 促进机体新陈代谢，延缓细胞衰老，减少细胞癌变机会；
- 增进食欲，改善消化功能；
- 使人性格开朗，消除烦恼和抑郁，增进心理健康。

✦ 大肠癌患者参加体育锻炼前要做哪些准备

大肠癌患者在参加体育锻炼之前，应请医师较全面地检查一次身体，做到充分了解自己，然后根据自己的情况，选择喜欢的、适合自己状况的运动项目。在参加体育锻炼的过程中，要善于自我观察，防止出现不良反应，并定期复查身体，以便调整锻炼方法。另外，如果遇到体温升高、癌症病情复发、某些部位出现出血倾向和白细胞低于正常值等情况时，最好停止锻炼，以免发生意外。

术后为什么要早期活动

术后早期活动有如下好处：

◆促进肠蠕动恢复，减轻术后腹胀，尽早恢复患者的食欲，预防肠粘连的发生；

◆利于排痰，防止肺部感染；

◆可避免下肢深静脉血栓的形成，进而避免出现肺梗死等严重并发症；

◆促进排尿功能恢复，预防泌尿系感染；

◆有利于恢复患者的乐观情绪。

大肠癌手术以后，应鼓励患者尽早活动。

●患者麻醉清醒、血压平稳后，即应由平卧位改为半卧位。

●手术 3 天以后，切口疼痛减轻，患者应开始在床上做些力所能及的运动，如活动四肢、起卧等动作。

●术后 4~5 天，即可下床适当活动，如下床如厕。以后可根据情况逐渐加大活动量，以切口不痛、不感疲劳为前提。

●切口拆线后，活动应暂时适当限制，观察切口并确认其愈合牢固，再恢复活动。

 小 贴 士

直肠癌经腹会阴联合切除术后，由于创伤较大，会阴部存在切口及留置导尿管时间较长，早期下床活动困难较大，可延长卧床时间，但并不影响患者做适量的床上活动。

大肠癌术后是否可以进行体育锻炼

适当的体育锻炼对做过根治性手术的大肠癌患者的康复是有益

的。术后早期尽早恢复体力活动（如床上的四肢运动）对促进肠道功能的恢复、预防尿潴留及下肢深静脉血栓形成有好处。体力完全恢复后，原有体育锻炼习惯的患者可以逐渐恢复原来的锻炼项目（剧烈运动除外），其他患者也可以选择一些自己喜爱的活动进行练习。体育锻炼不仅有利于患者的体力恢复，还可以帮助患者重塑自信，保持心情愉快，提高机体的抗肿瘤能力。

适合参加的运动项目包括远足、慢跑、太极拳和舒缓的拳术、剑术、气功、游泳、骑自行车及乒乓球、羽毛球等运动量不大的球类活动等。也有人喜欢参加强度较大的运动，如长跑、冬泳等，医学上对此并无禁忌。掌握运动强度是每个患者应注意的重要问题，以运动后不感到疲劳为宜。患者应根据运动后的感觉及时调整运动量。体弱或未能得到根治的大肠癌患者宜参加太极拳、气功等不剧烈的运动。锻炼中应注意自身症状的变化，并及时请医师予以指导。

小 贴 士

体育锻炼作为一种辅助性恢复手段，在患者的康复中虽然重要，但目前科学尚未证实体育运动可以治疗大肠癌或其他癌症。因此，患者不应将体育锻炼作为唯一的康复手段而忽视医学治疗的可靠作用，避免走入康复的歧途。

✦ 防治大肠癌如何练气功

大肠癌是起源于大肠黏膜上皮的恶性肿瘤，是最常见的消化道恶性肿瘤之一。临床常见血便或黏液脓血便，大便形状或习惯发生改变，腹痛，腹部包块等表现。根据发生部位不同，其临床表现常各有其特殊性。

方法一

●仰卧、腹肌放松，左手掌按于脐部，右手叠压左手上，先顺时针方向旋转揉摩腹部 81 次，再逆时针方向旋转揉摩腹部 81 次。意注掌下，呼吸自然。

●再以同法，自剑突部向耻骨外推摩 81 次。呼气下推，意注掌下的感觉。

●坐位或站位，用两手掌按于腰骶关节向下推擦。一呼气下推 5~10 次，吸气时暂停。共 5~10 息。每天练功 1~3 遍。

可根据便秘轻重而定。一般在饭后 1 小时进行为妥，清晨或临睡前练功也可。

方法二

能站则站，不能站立，坐卧均可，但无论何姿势，都必须全身放松。两眼微闭，舌抵上腭，下颌微收，脊柱尽量伸直。排除杂念，吸气时腹部靠近脊柱，并提肛，同时意想"静"字；呼气时腹部外凸并松肛，同时意想"松"字。松、静达到气功态。在气功态时，激发机体的免疫功能，调动机体的抗癌力量，并"内视"集聚在病灶部位的抗癌力量在逐渐吞噬着癌细胞，想像着癌瘤正在缩小，想像这一治疗过程。大约反复 30~40 分钟左右收功。收功时，意念一下气归丹田，然后两手擦热，双手掌心重叠放在病灶部位按抚几分钟即可。

运动对预防大肠癌有益吗

生命在于运动，适当的体育运动和我们的健康息息相关。适当的体育锻炼有助于预防大肠癌。

流行病学研究发现：从事销售等需经常走动的人患大肠癌的概率比从事金融、行政等需长久坐办公室工作的人群大肠癌的发病率低 40%~50%。美国科学家对 534 例长期进行慢跑的人，与 467 例不爱运动的人对比调查，发现进行慢跑的人肠道肿瘤发生率明显低于不爱运动的人。因为正常人在绝大部分时间里大肠内均存有粪便，适当的活动有助于粪便快速通过大肠。粪便中的致癌物在大肠内停留时间越长，致癌物接触肠壁的机会就越多，患大肠癌的可能性就越大。增加活动量可以减少肠内致癌物的含量，从而减少患大肠癌的可能性。

从另一方面来看，适量运动有助于体内脂肪的消耗，有助于减肥、促进睡眠及增加人体免疫力，这些也间接地减少了大肠癌发病的危险因素。

因此，在日常生活中应少乘电梯，多走楼梯；驾车的朋友可以将车停在离工作地点稍远的地方，每天增加一定的步行距离；中老年人适当增加活动，每天至少活动 30 分钟，以慢跑、步行等运动较合适。在建议大家多参加体育运动的同时，也要注意运动适可而止，避免超负荷运动损害健康。

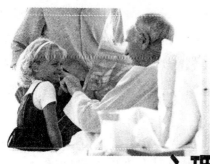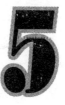

心理调适防治大肠癌

 大肠癌能引起患者精神情绪障碍吗

流行病学调查表明，恶性肿瘤的确诊对患者有一定的心理冲击，患者经历了从否认、疑惑，到接受、抉择的过程。常见的情绪障碍有抑郁、烦躁、焦虑、精神错乱等心理问题，其中抑郁症和焦虑症的发病率较高。

◆当确诊为癌症时，患者往往会出现恐惧或者否认现实等心理异常。某些心理状态可能会使本来就比较脆弱的患者一蹶不振，甚至影响治疗而加速死亡。

◆由于肿瘤治疗中的不良反应，如脱发、恶心、呕吐等诱发一些心理问题，比如抑郁、失去治疗信心、不信任他人，甚至感到人生没有意义等。

◆治疗之后，患者由于害怕肿瘤复发和转移，可能会出现焦虑、疑病等症状。而治疗所引起的形体破坏和生理功能障碍则会导致患者出现孤僻、不合群、烦躁、性欲减退等情况，甚至出现性格改变和抑郁症。

◆晚期肿瘤患者由于不堪肿瘤的长期疼痛，常常会产生求死的念头。

肿瘤患者的心理问题已经日益得到人们的重视。心理社会因素在肿瘤疾病的发生、发展及预后中起着重要的作用。故应重视并引导患者对肿瘤的正确认知，消除其恐惧绝望情绪，尽量使患者心身松弛，情绪乐观，从而增强心理适应能力。

首先，在心理干预过程中，询问患者的病情，让患者充分宣泄，充分了解大肠癌患者对自身疾病的认识水平及其存在的心理问题。

其次，向患者讲解大肠癌的常识、治疗方法及康复知识，了解其对治疗的看法和预期等。通过耐心细致的相互讨论，使患者产生适当的心理预期，对肿瘤治疗手段和方法及治疗中可能出现的不良反应有所准备，从而减轻对治疗和预后的恐惧。

第三，针对患者具体的心理问题进行心理干预，通过"保证、解释、指导、建议、疏导、鼓励"的方式给患者支持与信心。

第四，对于焦虑、抑郁症状严重的患者，必要时短期内辅以小剂量的抗焦虑、抗抑郁药物治疗，提高患者生活质量。

第五，从肿瘤临床治疗角度出发，有效的治疗是最大的心理支持。

小贴士

心理干预能有效提高大肠癌患者术后的生活质量，减轻抑郁、焦虑症状，可提高患者的心理健康水平，改善生活质量，提高生存率。故而，对于大肠癌患者不仅要分析、改善其躯体症状，同时要了解其心理状态，进行早期的必要干预。

大肠癌患者如何做心理调适

积极地接受现实 虽然现实是残酷的，但逃避更是无济于事。不要和自己的痛苦做斗争，而应先接纳自己的痛苦，然后，采取正确的方式去宣泄痛苦。记住，一定要选择正确的宣泄途径，否则，必然导致更痛苦的后果。

及时了解相关知识 恐慌和无助是癌症患者及其家属最常见的心理反应。一般来说，当我们对一件事物不了解的时候，容易出现恐慌感，尤其是我们过去认为癌症就是绝症，那么内心的恐慌感就会加强。最好的办法是及时咨询医师，查阅相关的资料，积极配合治疗，一旦对患病原因以及治疗方案有了一定的了解，内心的恐慌感就会有所降低。

寻找成功案例 随着医疗条件的发展，很多癌症患者都得到了很好的医治及康复。癌症患者的家人不妨多找一些这方面的案例，与癌症患者一同学习。这里最主要学习的是一种应对困难的能力，一种乐观的态度，保持一种良好的心态，以及一种对未来的希望，以增加对治疗和康复的信心。

寻找一个情感支持的圈子 癌症患者和家属不妨有意识地寻找一个圈子。圈子成员有某些共同的遭遇，所以更容易相互理解、相互支持。这个圈子可以是多方式的，包括网络方面的和病友之间的。如果能够发挥主动性，去当一个圈子的带动人，那么获得的精神力量将更强。

发展多种业余爱好，丰富生活 听听音乐、散散步、养养花，这些业余爱好能很好地转移注意力，提高身体免疫力。因此，在保证患者休息的基础上，也要积极丰富他们的生活。患者家属也应该有这样的意识，因为好情绪是可以互相影响、互相带动的。而这种好的情绪状态，将让患者的康复几率大大提高。

 ## 大肠癌患者手术后如何进行心理调适

虽然手术和化疗是治疗大肠癌的手段，但是对于患者来说也同时是一种损伤。由于手术后很长一段时间患者无法进食正常食物，身体往往较为虚弱，再加上身体上的不便，患者常心事重重，心理负担很重。因此，大肠癌术后的调养就显得尤为重要了。对于大肠癌患者来说，心理上的调整是身心健康的基础。由于癌症是一种慢性疾病，而且由于大肠癌的特殊性，部分手术后的患者需要人工肛门再造，所以患者常常会沉浸在病患的角色中不能自拔，对于生活中的各种事情都提不起兴趣。生活在这样一种抑郁的心理状态下，无论是对于维持治疗还是促进恢复都是很不利的。大肠癌手术后的患者应当更多地参与到社会生活中去，用一种正常人的心态面对生活。

● 必须对疾病的长期性有一个充分的认识，大肠癌是一种慢性疾病，可医、可治。不可长期一人郁郁寡欢，应当与病友建立更多的联系，参加癌症俱乐部等活动，对生活建立信心，这可以成为患者重新融入社会的第一步。

● 要丰富自己的精神生活，让自己逐渐从癌症的阴影中摆脱出来，可以种花养草、琴棋书画，找回自己原先的爱好，并参与到正常人的生活中去，这些活动可以使人精神放松，心情愉悦。

● 参加适当的体育运动。对于大肠癌患者来说，参加适当的体育运动，不仅可以改善体质，更可促进身心恢复健康，但不宜从事过于剧烈的运动。

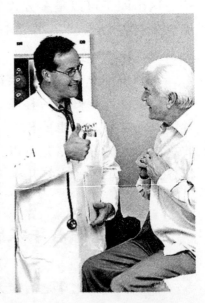

● 保持健康的生活状态。无论是手术前还是手术后，只要保持良好的生活、饮食习惯，都可以促进身心健康。戒烟、戒酒、减少动物性脂肪的摄入和生活有规律，这些都是很重要的，某种程度上可以减少复发、促进康复。

大肠造口患者往往会担心自己不能和正常人一样生活了，这也是人之常情，人工肛门需要一个逐渐适应的过程。首先，需要适应各种造口袋的特性，选择一种适合自身的品牌，减少对造口处皮肤的损伤。其次，要定期清洁造口处周围的皮肤，并采取一定的保护措施，例如呋喃西林擦洗、氧化锌软膏保护等。对于发现的皮肤炎症、溃烂等应当及时就医。最后，可以通过饮食调节，少吃产气食物，也可以减少人工肛门给患者带来的不便。

如何面对直肠癌术后的性功能障碍

直肠癌手术以后出现性功能障碍的情况较为常见，特别是男性患者，主要表现为阴茎的勃起障碍和射精障碍。有人发现，术前性生活活跃的男性患者术后约有半数会出现勃起或射精方面的功能障碍。女性的表现主要是性高潮的减弱或消失。发生上述问题的原因有手术损伤、心理、年龄、药物等多方面原因。

手术损伤　这种损伤所致的性功能障碍是器质性的，药物和心理治疗很难奏效。但如损伤的程度较轻，患者可术后3个月到半年内部分或完全恢复。直肠癌患者，特别是青年男性患者在手术前就应当对此有充分的了解。

结肠造口的影响　腹壁结肠造口对术后性生活中的配偶双方无疑会产生不良的心理压力。结肠造口给人体外观带来明显损害，使人产生失去吸引力、担心被配偶拒绝的自卑感甚至恐惧，担心性生活中粪便外溢会使性生活变得紧张和缺乏情趣，及造口处受压迫引起的疼痛，所有这些均可使患者的性能力下降。

药物及其他因素的影响　术后化疗及放疗均可使患者全身衰弱无力。某些药物，如降血压药、安定类药等均可引起性欲减退。

直肠癌术后性功能障碍治疗的主要内容为心理治疗。它既适应于心理性性功能障碍，也适应于器质性性功能障碍，是其他各项治疗的基础。确立自信是患者首先需要解决的心理问题。要知道当身体从手术中完全康复后，如没有神经损伤等器质性原因，患者均有能力进行正常的性活动。偶尔的失败并不说明自己的性能力已经丧失。在这方面患者配偶的体贴、理解和爱护对患者有极大的心理安慰和支持作用。此外，一些性生活技巧可以部分弥补性能力的不足，可学习一些这方面的知识。

对有器质性损伤的男性患者，勃起功能障碍可通过某些辅助方法来完成性生活。如性生活时向阴茎海绵体内注射药物可获得满意的勃起，但必须在医师的指导下使用。此外，还可通过手术方法在阴茎内植入硅胶假体或负压假体，在其支撑下完成性交。女性患者因阴道干涩致性交疼痛时，可使用专用润滑剂。如手术造成阴道损伤则需请妇科医师进行修补，多不会影响性生活。

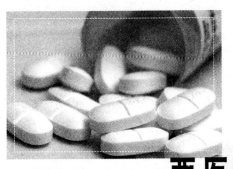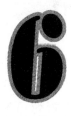

西医防治大肠癌

大肠癌的治疗原则是什么

肿瘤治疗已进入"综合时代"，即根据患者的身体状况、肿瘤的病理类型、侵犯范围和发展趋势，有计划而且合理地应用现有的治疗手段，提高治愈率，同时提高患者的生活质量。尽管某一种治疗手段，在某种肿瘤的治疗中可能占主导地位，但是，肿瘤必须综合治疗，只采用一种单一的治疗方法治疗肿瘤，有时很难达到理想的根治效果。比如大多数人认为手术切除是治疗大肠癌的最好方法。实际上，除了少数早期的肿瘤外，大部分患者常存在局部或远处的转移，即使根治性切除，也常因手术时已存在的无法检测的微小转移灶而成为术后复发、转移的根源，同时施行手术也需要一定的条件。也有一些像上面谈到的手术并发症，有些患者即使使用了"超根治手术"，也不能取得根治性疗效，相反却加重了机体的伤残。

对于癌症，并不能一概而论地说哪种方法是好还是不好，为了提高治愈率，延长患者生存期，只有采取综合治疗才能达到最佳的治疗效果。

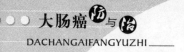
大肠癌如何治疗

大肠癌治疗的关键在于早期发现和早期诊断。

外科治疗 大肠癌的唯一根治方法是早期切除癌肿。探查中如发现已有癌转移，但病变肠曲尚可游离时，原则上即应将大肠癌切除，以免日后发生肠梗阻；另一方面，癌肿常伴有糜烂、渗血或继发感染，切除后能使全身情况获得改善。对有广泛癌转移者，如病变肠段已不能切除，则应进行造瘘等姑息手术。

化学药物治疗 大肠癌根治术后，仍有约50%病例复发和转移，主要是手术前未能发现隐匿转移灶或术中未能将病灶完全切除。因此在剖腹手术前，先进行肿瘤肠腔内化疗或直肠癌术前灌肠给药，可阻止癌细胞扩散，杀伤和消灭癌细胞。术后继续化疗，有可能提高根治术后的5年生存率。

放射治疗 ①术前放疗：可使肿瘤缩小，提高切除率，减少区域性淋巴转移、术中癌细胞的播散及局部复发；②术后放疗：对手术根治病例，如肿瘤已穿透肠壁，侵犯局部淋巴结、淋巴管和血管，或外科手术后有肿瘤残存，但尚无远处转移者，宜作术后放疗；③单纯放疗：对晚期直肠癌病例，用小剂量放射治疗，有时能起到暂时止血、止痛的效果。

冷冻疗法 冷冻疗法是采用制冷剂液态氮，通过肛门镜充分暴露肿瘤后，选用大小不等炮弹式冷冻头接触肿瘤组织，可有效地杀伤和破坏肿瘤组织。在中晚期患者不能手术时，酌情采用，可减少患者痛苦，免于做人工肛门，配合化疗能获满意疗效。

对症与支持疗法 即镇痛与补充营养等。

大肠癌治疗过程中的重点有哪些

大肠癌的类型和大肠癌手术的预后直接相关。所有的恶性肿瘤细胞对人体都有侵袭性，并可不受控制地无限生长，但是各种肿瘤细胞的恶性程度并不一样，大肠癌细胞也不例外。所谓的恶性程度指的是肿瘤细胞的生长速度和侵袭性。通常认为生长速度快、侵袭性高的肿瘤细胞恶性程度高；而生长速度慢、侵袭性低的肿瘤细胞恶性程度低。恶性程度高的肿瘤细胞容易发生转移，手术后复发的可能性也较高。

不论肿瘤的恶性程度如何，早发现的肿瘤通常能获得更好的治疗和预后。用通俗的话来讲就是将"犯罪"扼杀在萌芽状态，无论是什么类型的大肠癌，早期发现都可以避免其出现严重后果，手术的效果也就比较好。相反，如果肿瘤细胞已经开始在体内兴风作浪，预后就不好，手术的效果往往也就比较差。

手术方式和辅助治疗的选择也非常重要，对于大肠癌肿块的完整切除与手术的成功与否密切相关。有些患者一味要求医师行保肛手术，结果常常"赔了夫人又折兵"，大肠癌复发，最后既没有保住肛门，还延误了最佳的治疗时机，造成终身遗憾。治疗大肠癌没有手术不行，但手术同样不是万能的，所以术前、术后的辅助治疗手段对于大肠癌的预后也相当重要，常常可以预防大肠癌复发，所以患者应当主动配合医师进行这些治疗。

总得来说，目前大肠癌的手术方式已经比较成熟，更重要的是患者如何配合医师选择治疗的方式。

手术治疗是首选方法吗

与大多数癌症一样，大肠癌治疗的目的是为了尽可能地去除肿瘤细胞，控制肿瘤细胞的再生及转移。

大肠癌是一种实体瘤，所谓实体瘤是指可以通过体检或辅助检查发现实体肿块的一类肿瘤。这类肿瘤发病早期，肿瘤细胞常常局限在一定的部位继而形成肿块，所以通过切除，常常可以清除大量或全部的肿瘤细胞。患者必须牢记在治疗大肠癌的各种手段中，手术治疗始终占据着主要地位，在实体瘤治疗中尤其重要，目前为止仍无一种治疗可以完全取代它的作用。

大肠的黏膜层没有淋巴管，这在消化道器官中是独一无二的，而淋巴管是肿瘤细胞转移至淋巴结及其他脏器的通道之一，因此早期病变局限于黏膜层，可以予以简单切除，即便病变浸润至黏膜下层的，淋巴转移的概率也非常低，仅为7%左右，仍可以做局部切除，切除部分肠段。对于大肠癌中后期的病变，如已侵及肌层或更深，肿瘤细胞通常已经侵犯淋巴管和血管，发生转移的可能性大，只能行根治性切除。即使大肠癌已到晚期，肿瘤浸润透过肠壁并与邻近结构有浸润固定的患者，也不要轻易放弃手术切除的机会。

小 贴 士

大肠癌治疗方法中最常用的有手术治疗、化疗和放疗，近年来还发展出了免疫治疗。但无论有多少新的方法，最重要和最有效的方法依然是手术切除。单独使用化疗或放疗的方法治疗效果有限，但它们可以提高手术治疗的疗效，延长患者生命，是重要的辅助治疗手段。

哪些大肠癌患者需要手术治疗

对于增生性息肉或息肉的癌变仅达黏膜层的患者，其病灶部位可经由内镜切除。如果病变范围已深达黏膜下层而属于侵入型肿瘤时，就需要接受手术切除病灶部位的肠道及相关淋巴结。

许多患者认为大肠癌若接受外科手术，就一定得终身依靠人工肛门来排泄，所以就不敢就医，因而延误了病情。其实因大肠癌而非得做永久性人工肛门的患者，在所有大肠癌患者当中仅占少数。若能再配合上手术前化疗与放疗，更可增加部分低位直肠癌患者不需要接受永久性人工肛门的机会。

手术前的准备是什么

除了部分右侧结肠肿瘤或肠道已有梗阻现象而需要接受急诊手术的患者外，一般大肠癌的患者在手术前均需接受清肠的准备。

饮食方面，通常须在手术前3天就改为低渣饮食（不含高纤维蔬菜、水果等）。手术前1~2天改为流质饮食（米汤、红茶、果汁等），但忌牛奶与奶制品。

对于肿瘤没有造成肠道梗阻者，通常须在手术前1~2日给予清肠的泻剂，如番泻叶或蓖麻油等都是常用的泻药。而对于怀疑肠道可能有部分梗阻的患者，则不适合服用以上的泻剂，而较适合利用灌肠的方法来进行清肠。除了以上所提及的清肠方法以外，有些医师还会在手术的前一天给患者采用选择性肠道抗感染治疗，服用针对肠道细菌的抗生素环丙沙星或甲硝唑等。

在手术前应该以乐观的态度来面对这场挑战。在手术前一晚保证充足的睡眠，若在睡眠方面有问题，可以用些轻微的安眠药物，以帮助睡眠。

手术当日，护士会指导患者换上手术服，身上的其他衣服首饰甚至活动假牙都需取下来。医护人员会按照手术的流程，将患者送至手术室。在麻醉医师完成麻醉后，医护人员会为患者进行相关的准备，包括放置导尿管、消毒皮肤等，然后开始进行手术。

什么是造口手术

"肠造口"只是为了治疗上的需要，在腹部做一个开口作为排泄

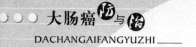
的出口，一般称为肠造口，俗称人工肛门。

人工造口可以大致分为暂时性及永久性的造口。肠道因为发炎溃疡或肠道吻合处不易生长愈合等原因，短时间不适合粪便通过时，医师通常会在肠道的病变近端做一个暂时性的造口，以使粪便分流而不经过梗阻处。当患者因下段直肠近肛门处肿瘤等原因接受了腹部会阴联合切除时或肿瘤不可能切除时就需要接受永久性人工造口，作为日后粪便的排泄管道。

✦ 大肠癌患者手术后都要做人工肛门吗

需要进行大肠癌手术的患者往往最关心自己的肛门是否能够保住，相信这也是人之常情，毕竟大多数人都不希望从肚子上排便。那是不是所有的大肠癌患者术后都需要做人工肛门呢？大多数情况下，大肠癌的患者手术后并不需要做人工肛门，但是有一部分大肠癌的患者手术后需要做人工肛门，他们的病变部位在直肠。

从解剖结构上来看，直肠是连接肛门的最后一段大肠，直肠的长度仅 12~15 厘米，与肛门非常接近，所以直肠癌对肛门的影响是显而易见的。传统的手术方式为了保证没有肿瘤细胞残留，通常会将直肠的大部分切除，但是传统手术技术无法将剩余的肠管与肛门进行吻合，所以通常情况下会为患者进行造口手术，也就是所谓的人工肛门。

随着科技的进步、手术器械的不断丰富，吻合器的出现给很多直肠癌患者带来了福音。吻合器可以在狭小的空间内对原来手工无法缝合的肠段进行吻合，不但肠漏等并发症少，而且使更多的直肠癌患者可以摆脱人工肛门对生活质量带来的影响。

但吻合器也不是万能的，只有肿瘤距肛门超过 4 厘米时，才能保证保肛手术的顺利实施。临床上经常遇到患者问判断大肠癌手术是否成功的标志是否是能否保留肛门？其实，直肠癌手术的首要目的是将肿瘤完整切除，减少复发，最大限度的延长患者的寿命。同时对于中晚期大肠癌的患者来说，更需要根据实际情况进行取舍。肛门的功能再重要，和生命相比，仍然是微不足道的。

切除低位直肠癌真的能保留肛门吗

直肠是大肠中较易发生肿瘤的部位，在大肠癌中占有很高的比例。由于直肠是大肠的最后一段，且与肛门相连，所以直肠癌容易侵犯肛门及周围组织，其中多数是低位直肠癌。为了减少转移的可能，防止肿瘤细胞切除不尽，过去对于低位直肠癌通常采用的手术方式是腹、会阴联合切除，这种手术方式同时切除癌灶和肛门，并在患者的腹部重新造一个肛门使粪便改道。由于手术后需要挂一个粪袋，虽然延长了患者的寿命，但是人工肛门容易感染且护理困难，使用也有诸多不便，因此对患者的生活质量有很大影响。

现在，很多直肠癌的患者都有机会可以进行保肛手术。所谓"保肛"是指在手术过程中不切除肛门括约肌，保留肛门括约肌的功能，这是科技进步的结果。但是保肛手术的吻合口接近肛门，这也是大肠内粪便和液体的必经之道，反复和粪便接触，吻合口常常不易愈合，也容易引起感染，严重时可能引起吻合口漏，粪便进入腹腔，可以导致腹腔内感染，导致严重的后果，最终影响手术结果，甚至威胁患者生命。

小贴士

　　虽然保肛手术使患者术后的生存质量有了很大的提高，但影响保肛手术的因素有很多，除去手术医师的技术因素以外，患者的性别、体重、局部组织功能以及全身情况都会对手术的结果产生影响。由于男性的骨盆比女性狭窄，手术操作空间较小，男性行保肛手术较女性困难；肥胖也同样会影

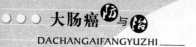

响保肛手术的成功率；如果局部组织功能或全身情况较差者，对保肛手术来说同样是不利的；年龄较大患者最好不要进行这种手术。由于这种方法仍会产生包括肿瘤复发在内的各种问题，对于低位直肠癌的患者是否适合采用保肛手术应咨询肛肠外科专家。

何为腹腔镜大肠直肠手术

所谓腹腔镜手术，就是利用内镜将腹腔内的病灶呈现在荧光屏上，使外科医师不必打开腹腔，就可以对体内的脏器施行必要的手术。近年来，由于光学内镜的改良及内镜相关器械的不断创新，使得内镜手术进展迅速。在短短的十几年间，内镜手术的技术由欧洲传至美洲以及世界各国。自从 1987 年第 1 例以腹腔镜完成胆囊切除术的报道问世以后，至今北美地区，80%以上的胆囊切除手术，都已由腹腔镜来完成。而许多其他的腹部手术，也都可通过腹腔镜手术来完成。其中与大肠直肠相关的手术，也是腹腔镜手术外科医师相当积极发展的领域。随着手术技术的进步与经验的积累，腹腔镜手术适用于大肠直肠外科的范围也越来越广泛了。

目前，较为大家普遍接受的适应证包括：结肠憩室病、大肠扭结或直肠脱出等良性疾病。而近年来，由于手术方法的突破，以及手术器械的发展，部分的大肠直肠恶性肿瘤也可经由腹腔镜手术进行肠道切除及淋巴结摘除手术。

▲其手术结果，不论在肿瘤切除范围，淋巴结清除程度，以及生存率方面，均可达到与传统剖腹手术相类似的效果。但一般仍认为此项手术若运用于癌症患者，还是以早期癌症患者或末期较保守疗法者为宜。

▲以腹腔镜施行大肠直肠手术，其手术本身所需的时间会比一般传统手术稍长，但手术所需时间会随操作者本身的操作经验增加而缩短。

▲患者手术后，由于伤口较小，所以手术后的疼痛远较传统手术轻微。手术后肠蠕动的恢复也比传统的手术缩短。日后伤口也比传统手术美观。

但是腹腔镜大肠手术本身，远比传统手术来得复杂。操作者除了对传统手术相关解剖构造要有相当的了解外，又要对内镜手术的技巧相当熟悉。只有这样，才能避免一些潜在并发症的发生，使此项手术被患者普遍接受。此外，内镜手术需要用到一些特殊的内镜材料，如操作管、内镜血管夹、自动切除缝合装置等。如此，也相对地使内镜手术的耗材成本较传统手术增加。

何为经直肠内镜微创手术

德国 Buess 医师发明的经直肠内镜微创手术（TEM）器械对大肠癌患者提供了相当大的帮助。通过经直肠内镜微创手术的特殊内镜装置，外科医师可以更清楚地观察肿瘤的状况，而且还可以进一步操作电灼、切除及缝合等手术。

经直肠内镜微创手术不仅是一种内窥镜技术，可以达到肿瘤所在位置，包括直肠低位、中位或高位，而且是一种可靠的手术技术，特别适于良性肿瘤和早期直肠癌。虽然经直肠内镜微创手术手术有诸多优点，但仍然要正确选择适应证，掌握正确的手术方法，因为该手术也有一定的手术并发症和复发率。对于直肠癌行经直肠内镜微创手术手术后须进行必要的辅助放疗和随访。

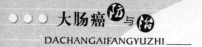
小贴士

　　经直肠内镜微创手术技术未广泛开展，其原因有以下三方面：①经直肠内镜微创手术技术既需要操作技巧，又需要术者接受专业训练和频繁操作的机会，同时还要有结直肠外科和腹腔镜外科操作的基础；②需要做经直肠内镜微创手术局部切除的患者数量少；③该设备价格昂贵。

大肠癌手术后会有哪些并发症

　　手术后并发症的问题是任何手术都无法避免的。大肠癌手术一般会有以下一些并发症。

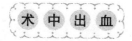

术 中 出 血

　　手术中由于肿瘤较大或粘连广泛容易出血，但操作谨慎可以避免。

术 后 感 染

　　因为大肠内含有大量的细菌，所以大肠手术的感染率比较高。如果没有充分的术前准备，急诊手术后感染率就会更高。术前、术后应用抗生素，做好术前肠道的准备工作等，就会大大减少术后感染发生的机会。

术 后 肠 梗 阻

　　患者会出现腹痛、腹胀、呕吐而没有排便或排气等症状，此与肠粘连及吻合口狭窄有关。

吻合口瘘

为吻合口血循环障碍或张力过大等原因造成。较小的吻合口经控制感染、局部引流等可自行愈合。

尿潴留

50%的男性患者手术后可出现永久性或暂时性排尿功能障碍。可留置导尿管，进行排尿训练，控制泌尿系感染。大多数患者可在术后4周内恢复正常。

其他

因部分结肠切除后影响水分吸收，而致肠运动功能紊乱，大便次数增多；乙状结肠切除后常由于结肠协调性固体运送功能破坏而造成便秘，需要经过3~4个月的功能调节而逐渐恢复正常排便功能。

大肠癌的癌前病变也要进行手术治疗吗

对癌前病变中的腺瘤和家族性结肠息肉病最好及早进行手术治疗。因为绝大多数大肠癌都是由腺瘤恶变而来的。由于纤维结肠镜设备的进展和操作技术的熟练，大部分腺瘤可以通过结肠镜进行切除。但当纤维结肠镜不能切除时，即肿瘤直径大于2厘米无蒂的腺瘤及多发性腺瘤相距较近时，需要手术切除。

家族性结肠息肉病发生大肠癌的平均年龄比一般人群提前15~20岁，几乎所有未经治疗的40岁患者都有可能发生大肠癌。预防性手术切除对癌变的结肠是必要的。

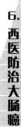

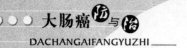
> **小贴士**
>
> 在各个不同时期的大肠癌做手术有以下作用：
>
> ▲早期大肠癌做手术可予根除；
>
> ▲中期大肠癌做手术可减轻症状，提高生存质量；
>
> ▲对于腺瘤，手术可以解决结肠镜方法不能摘除的病灶；
>
> ▲对于家族性结肠息肉病，可以做预防性手术切除。

✦ 大肠癌一般会在哪些部位复发和转移

局 部 复 发

一般在吻合口复发，常因手术中脱落的癌细胞种植于吻合口所致；也有部分患者是因为切口离肿瘤边缘太近，致使肿瘤细胞有残余。

盆 腔 内 复 发

这是直肠癌术后最常见的复发部位，大多因为手术未完全清除肉眼没有见到的微小病灶所致。

会 阴 部 复 发

主要是由于会阴区切除不充分，或由于癌细胞种植在创面而引起。

肝 转 移

50%的患者经根治性手术切除后易复发和转移，远处转移以肝转移最为多见。24%的大肠癌患者初诊时已有转移。大部分肝转移发生于原发肿瘤切除后 3 年内。

小 贴 士

　　肝转移是大肠癌患者的一个最主要的死亡原因，所以有关大肠癌肝转移的问题，受到了临床医师的极大重视，把对肝脏有无转移的监测作为大肠癌术后监测的一个重要内容来考虑，以做到及时发现、及时治疗。这些术后复发和转移肿瘤如能及时发现，积极治疗，仍可获得良好的预后。所以，大肠癌患者不必过于担心。

 什么是大肠癌的放射治疗

　　大肠癌局部复发率较高，故提高大肠癌的治疗效果必须考虑综合治疗。目前研究较多、效果较好的是外科和放射的综合治疗。例如，手术前放疗、手术后放疗等。

　　●对患有大肠癌的患者，如果开刀能够把肿瘤全部切除干净，肿瘤没有向周围正常的组织器官生长并且身体其他地方也没有肿瘤转移的话，这些患者手术以后不需要做放疗；

　　●对一部分肿瘤手术切除不太干净，或者肿瘤向周围正常的组织器官生长开刀也没有能完全切掉的患者，通常开刀之后需要去咨询放疗科医师，使用放射治疗对没有完全切干净的部分肿瘤通过射线照射使其死亡，这样可以使患者开刀的局部肿瘤复发或身体其他地方肿瘤转移的机会减少，延长患者的生存时间。

　　●对大肠癌患者来说，大多数局部复发发生在盆腔内，被肿瘤浸及的直肠周围软组织是手术无法彻底切除的。因此，这些癌细胞沉积只有通过盆腔放射治疗进行有效地清除。

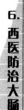

小贴士

顾名思义，放射治疗就是使用放射性同位素如钴-60、铱-192、铯-137衰变所产生的射线，或加速器产生的高能X射线、电子束等放射线照射杀死肿瘤的一种治疗手段。现代的放射治疗采用多科学，多专业协作的治疗，分为外照射，其中包括X线、电子束照射、X刀、伽玛刀、光子刀，以及最现代的三维运行和三维强调照射。近距离照射包括腔内、插植、敷贴、术中照等。它可以治疗全身所有部位的所有肿瘤。

大肠癌放射治疗有哪几种

术 前 放 疗

一般认为，术前放疗可使生存率提高 10%~15%，局部复发率降低 10%~15%。并可防止手术时癌细胞的播散，减少局部和盆腔种植，使肿瘤瘤体减少，扩大手术的适应证，松解癌性黏连，提高手术切除率。

术 中 放 疗

可进一步杀灭术后残存的肿瘤细胞，减少局部复发率，提高生存率和减少正常组织的放射性损伤。

术 后 放 疗

可减少局部复发率。术后放射开始得早的患者，其效果将更好。另外，还可以提高生存率。术后放疗患者 5 年生存率比单纯手术者有明显提高。它是对手术治疗很重要的一个补充。

"三明治"式放疗

　　为了充分发挥术前放疗和术后放疗的优势，并克服它们的不足，可采用术前、术中、术后放疗三者结合的"三明治"式放疗。

什么是大肠癌的根治性放疗

　　根治性放疗的"根"指的是彻底、完全的意思，这里的"治"包含"治愈"的意思，所以根治性放疗就是使用射线照射的方法彻底地治愈大肠癌。一方面要把大肠原来的肿瘤及其周围的肿瘤细胞完全杀死，另一方面还要把转移到身体其他地方的大肠癌细胞完全杀死，从而使患者得到康复。事实上，目前医院使用的根治性放疗往往很难达到彻底根治大肠癌的目的。主要有下面几个方面的原因。

　　首先，大肠癌患者发现的时候往往不是早期，要么大肠癌范围比较大，周围的重要器官已经受到了大肠癌细胞的侵犯，要么已经有身体其他部位的转移，这样就很难通过照射的方式使所有的肿瘤细胞死亡。因为我们不太可能把身体全部用射线照一遍，这样对患者损伤太大，也不现实。

　　其次，大肠癌病灶里的肿瘤细胞或远处转移的肿瘤细胞对射线的敏感性也不一样。有的低剂量射线就能杀死，有的需要高剂量射线才能杀死，甚至有的射线剂量已经可以杀死周围正常细胞，但肿瘤细胞却不能被杀死，因此，根治性放疗是相对的，并不是绝对的。

　　但这不是说大肠癌就不能通过根治性放疗治愈。如果一部分患者大肠癌发现得比较早，结直肠周围的重要器官没有受到肿瘤细胞侵犯，身体其他地方也没有大肠癌细胞转移，那么这部分患者通过开刀可以完全或大部分切除大肠癌病灶，而对于癌肿周围及癌肿切除部位残留的部分肿瘤细胞，术后早期根治性放疗可能使该患者真正地达到治愈的目的。上述早期患者中，部分对射线照射敏感的大肠癌患者可以不开刀而直接采用根治性放疗，同样可达到治愈的目的。

什么是大肠癌的姑息性放疗

姑息性放疗的"姑息"是指不彻底、不完全的意思。姑息性放疗就是使用射线照射的方法杀死部分肿瘤细胞。姑息性放疗虽然不能完全杀死所有肿瘤细胞，但可以解除或减轻晚期大肠癌患者的痛苦、减轻患者的症状及延长其生命。

姑息性放疗对晚期大肠癌的患者有以下几个方面的好处。

首先，可以缓解疼痛。如大肠癌骨转移的患者，通过对转移的骨头进行姑息性放疗可以缓解患者的疼痛。

其次，缓解压迫症状。例如：由于癌肿的增大，肠道内腔被肿瘤堵住，引起消化道不通时，可以通过姑息性放疗使肿瘤缩小，从而解除患者的消化道不通症状。

最后，姑息性放疗可以控制远处转移灶的进一步发展，从而延长患者的生存期。

姑息性放疗临床上又可分为高度姑息和低度姑息两种。高度姑息治疗用于一般状况尚好的患者，所给射线的剂量为根治量或接近根治量。低度姑息治疗用于一般状况较差或病已到晚期，只希望减轻痛苦的患者，剂量仅为根治量的一半或三分之一。总之，不管是高度姑息放疗，还是低度姑息放疗，虽然不能完全使大肠癌患者康复，但至少可以减轻大肠癌患者的痛苦，延长患者存活的时间、也是大肠癌治疗中的一种选择。

小 贴 士

　　部分大肠癌发现较晚，病灶较大已经无法手术的患者，或者年龄大、体质差可能很难耐受手术的患者，或者发现大肠癌时已经有身体其他部位广泛转移的患者，对于这部分人来说，根治性放疗是不现实的，也很难达到根治的效果。对于他们来说，解除症状及改善生活质量便是治疗目的，这时候姑息性放疗或许是一个比较合适的选择。

什么是大肠癌的术前放疗

　　大肠癌的术前放疗，顾名思义，就是指在大肠癌做手术前先对患者的肿瘤做射线照射治疗。那么，为何要在大肠癌患者开刀之前先给患者做放疗呢？理由如下。

　　◆部分患者的肿瘤比较大，发现时已经比较晚，估计手术没有办法切除或者很难切除，对于这些大肠癌患者，采用射线先照射肿瘤组织使肿瘤由大变小，让本来因为肿瘤太大没法进行的手术变得可以进行，提高了手术切除率，使部分不能手术的患者再次获得手术机会，并且完全切除的机会也变得更多，由此患者可以获得更长的生存时间。

　　◆肿瘤细胞在放疗后会出现死亡，然后被一部分像"绳索"一样的纤维组织代替，这些"绳索"可减少手术中的牵拉和挤压，从而降低了肿瘤细胞脱落的机会。

　　◆术前放射治疗可使肿瘤细胞的生长能力下降，减少了术后肿瘤的复发和转移。由于术前放疗需要一段时间，这样手术之前的观察时间也相应延长，可以发现部分已有远处转移而表现不典型的患者，从而避免了一些不必要的手术。

　　同样大家又会产生这样一个疑问，哪些患者需要术前放疗呢？并不是所有的大肠癌患者都需要术前放疗的。那些大肠癌病灶较大，直接手术有困难，并且身体素质较好，能够承受一定时间和射线照射量的患者，对他们进行术前放疗才是有好处的。

小贴士

　　对于大肠癌的患者，不管是手术前放疗还是手术后放疗，效果都不太理想。而在手术过程中应用射线照射病灶和周围组织对患者很有好处。总之，大肠癌术前放疗的应用应咨询专业的放疗科医师，需根据大肠癌患者的肿瘤情况、身体状况等综合因素判断后决定。

大肠癌术后还需要哪些治疗

　　所谓大肠癌的术后治疗，就是指大肠癌手术以后，采取各种治疗措施对患者施治。这些治疗措施主要包括：放射治疗、化学治疗、中医中药治疗、免疫治疗、基因治疗等。

　　对大肠癌患者术后放射治疗简称术后放疗，常根据手术所见和放疗前的一些辅助检查，较准确地确定放射性射线的照射范围，制定治疗方案。术后放疗有好多方面的好处。

　　首先根据手术发现，在切除最初发生的肿瘤病灶后，对可能残留肿瘤细胞的部位进行标记、定位，从而使照射部位更精确，照射更具有选择性，效果更佳。

　　其次，最初发生肿瘤的病灶切除后，肿瘤细胞显著减少，有利于提高射线对残留癌细胞的杀灭率。因此，对于不能被彻底切除干净的大肠癌病灶，或者肿瘤难以完全切除的患者，术后用射线照射手术部位及其周围一定范围的组织，对于消灭残留在患者身体内的残余肿瘤细胞比较有效。

　　大肠癌患者手术后除使用放疗以外，还可以通过给患者静脉注射、腹腔内注入或口服化学药物进行治疗，用药物来杀死残留在患者身体内的肿瘤细胞，即常说的"化疗"。那么到底哪些患者需要在手术后进行化疗呢？通常认为，大肠癌患者中约半数在术后可出能现转移或复发。除部分早期患者外，晚期大肠癌手术切除后的患者均需接受化疗。化疗在大肠癌治疗中，与外科治疗和放射治疗并列为三大重要治疗措施。

　　除此之外，还可以通过使用中草药、注射能杀死肿瘤细胞的特异性的人白血球或者给患者注射肿瘤自杀基因等方法来进行术后治疗。近年来，临床主张大肠癌手术后的患者联合使用上述两种或者两种以上的方法来进行治疗，这也就是所谓的"综合治疗"。

 ## 如何进行大肠癌的化学治疗

　　大肠癌化学治疗是一种用化学药物来治疗大肠癌的方法。化学治疗是大肠癌的重要辅助治疗手段之一，也是大肠癌综合治疗中不可缺少的一个重要组成部分。近年来，随着新的化学治疗药物的不断研制应用，化学治疗在大肠癌治疗中的作用越来越重要。

　　到底化学治疗适合用于哪些大肠癌患者呢？一般认为，早期大肠癌根治术后原则上不需要应用化学治疗，如有以下情况可以适当使用化学治疗：

　　① 大肠癌恶性程度高；

　　② 血管内有肿瘤细胞团块或淋巴结转移；

　　③ 多发癌灶；

　　④ 40 岁以下的青年大肠癌患者。

　　有上述一项者可使用化疗。癌灶浸润深至肌层以下的进展期大肠癌，术后需采用联合化学治疗。晚期大肠癌不能手术者，即施以化学治疗为主的综合治疗。化学治疗不仅可以用于大肠癌手术前、无法手术根治、术后复发而又无法进一步手术的患者，而且还可以用于放疗后的巩固治疗或手术及放疗后复发转移的患者。

大肠癌 患者常用的化学治疗方式包括以下几类。

全 身 静 脉 用 药 化 疗

全身静脉用药化疗就是把化疗药通过静脉血管输入到患者体内，来杀死全部或部分大肠癌细胞，这是化疗最常使用的方法。

肝 动 脉 插 管 化 疗

对于部分大肠癌肝转移的患者，癌灶可引起肝脏持续性破坏，最后导致患者死亡。经肝动脉灌注化疗药物，可使肿瘤区域药物浓度增加，全身毒性降低，延长患者的生存时间。

术 中 辅 助 性 肠 腔 化 疗

术中辅助性肠腔化疗就是在大肠癌的手术过程中向肠腔内灌注化疗药物。

腹 腔 化 疗

腹腔化疗是指通过腹腔内直接注入化疗药使腹腔内药物浓度增高。这种腹腔内给药所形成的药物浓度为静脉给药浓度的数倍，且药物可以通过肝脏的门静脉系统吸收，对门静脉系统以及肝脏内转移的大肠癌细胞具有较好的治疗效果。

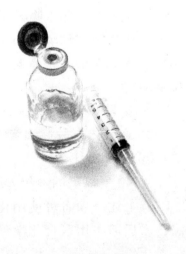

动 脉 插 管 化 疗

晚期大肠癌的患者，肿块无法完全切除或在部分肿瘤切除后较短时间内出现复发或转移，出现这样的情况可以考虑动脉插管化疗。采用动脉插管使用化疗药物毒性反应较轻，减少了全身毒性反应，治疗时间也相对较短，如果在手术前运用，还可以提高大肠癌手术的切除率。

小贴士

大肠癌化学治疗药物多达上百种，常用药物包括以下几类。①抗代谢药：氟尿嘧啶、呋喃氟尿嘧啶、氟嘧啶氨甲酸酯等；②植物药：喜树碱、羟基喜树碱、伊立替康等；③烷化剂：卡莫司汀、洛莫司汀、司莫司汀等；④铂类：顺铂、卡铂等；⑤抗肿瘤抗生素：丝裂霉素C等。

什么是大肠癌化学治疗的单一用药

目前大肠癌的化学治疗主要有单一用药和联合用药两种方法。这里的单一用药简单地说就是只用一个化学药物，也就是只用一个化学药物来治疗大肠癌。那么，用哪一种化学药物来治疗大肠癌效果较好呢？这是个非常难回答的问题。

首先，目前可供肿瘤治疗使用的化学治疗药物多达上百种，有近50种的化学药物已在大肠癌的治疗中进行了评价，但每种化学药物杀死大肠癌细胞的能力都不一样。

其次，不同的大肠癌患者，由于其肿瘤细胞对化学治疗的反应性不一样，也就是说，不同患者的大肠癌细胞对同一个化学治疗药物的治疗效果可能不一样。

为此，对于一个患有大肠癌的患者，如果需要使用一种化学治疗药物来治疗的话，最好在效果比较肯定的化学治疗药物中选一种，这样一方面对患者的治疗有效，另一方面可以避免不必要的药物和钱财浪费。

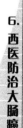

单一用药化疗对大肠癌的治疗效果并不好，而且肿瘤的缓解期也不够长。人们进一步的探索表明，单一用药化疗疗效差的原因是多方面的。

★在肿瘤方面，肿瘤内部的细胞组成很复杂，有的肿瘤细胞对某种化学药物敏感，另一些肿瘤细胞则可能并不敏感，而且在治疗过程中还可出现耐药性的问题。

★从药物方面，由于单一用药化疗效果不是非常好，人们必定要增加化疗药的用量或延长化疗药的用药时间，这时又会增加药物的毒性。

因此，单一用药化疗已经仅在少数情况下偶尔使用了，联合用药化疗已成为肿瘤化疗中的主流。

什么是大肠癌化学治疗的联合用药

大肠癌化学治疗的联合用药是和大肠癌化学治疗的单一用药相对的，也就是说，大肠癌的化学治疗单独用一种化学药物已经效果不好了，甚至没有效果了。这时候，就需要用两个、三个或多个化学药物一起使用来治疗患者的大肠癌，效果才比较好。这种对一个大肠癌患者同时或先后使用两个或者两个以上的化学药物来治疗，就叫大肠癌化学治疗的联合用药。

联合用药化疗可以提高治疗效果，因为不同的抗癌药物在作用机制上亦不尽相同，它们分别作用于肿瘤细胞分裂扩增的不同环节，从而总体上提高了化疗效果。联合用药时，药物对肿瘤细胞的打击面增宽，可应付多种不同的肿瘤细胞，并且还减少了耐药性的发生。进入联合化疗方案中的药物已经过周密考虑，一般是选用几种毒性互不产生重叠的药物，这样在联合化疗时虽然毒性在所难免，但不至于产生太大不良反应而使人难以耐受。同时药物各自的剂量也不需明显减少，因此十分有利于总体疗效的提高。

目前，已有不少联合化学治疗方案用于大肠癌的治疗，基本上所有的联合用药方案中都包含有一种叫做氟尿嘧啶的药物，认为以氟尿嘧啶为主的联合化学治疗方案是大肠癌化疗的基础。奥沙利铂的应用进一步增强了氟尿嘧啶的效果。

大肠癌患者到底该用哪一个联合用药方案？这不是患者甚至非专科医师所能决定的，要肿瘤科医师根据大肠癌患者的肿瘤大小、恶性程度、肿瘤局部浸润或远处转移情况及患者全身状况等综合评价后，才能给出适合患者有效且合理的联合用药方案。对于患者来说，在用药过程中积极配合医师治疗才是最重要的。

 小 贴 士

大肠癌的联合用药化学治疗方案有很多，包括 De Gramont 方案、改良 De Gramont 方案、AIO 方案、FOLFOX4 方案、FOLFIRI 方案、贝伐单抗/FOLFIRI 方案和西妥昔单抗/FOLFIRI 方案，等等。

✦ 转移性大肠癌的化学治疗如何

当大肠癌细胞已转移至肝、肺、骨等远处器官时，外科手术仅能解决肠道梗阻或单一或少数肝、肺脏转移的病灶。不管先前是否已接受过手术，绝大多数的患者均宜接受化学治疗来减缓病情的恶化及改善生活质量。

目前的治疗处方仍以使用 5-氟尿嘧啶加上亚叶酸钙为主。一般说来，其缓解率均在 15%~40% 之间。若是传统的第一线用药效果不佳时，现在已有其他的抗癌药如喜树碱-11、奥沙利铂等，可以进一步改善转移性大肠癌的治疗效果。

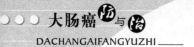

化学治疗有何不良反应

化学治疗所引发的不良反应，与化学治疗所使用的药物种类、剂量以及患者体质有密切的关系。

▲5-氟尿嘧啶等传统的大肠癌化疗药物引发的不良反应比例相当低。短暂的恶心、呕吐、口腔溃疡、腹泻是最常见的。

▲喜树碱引起呕吐、腹泻及白细胞下降的比例也比较高。

▲奥沙利铂长期使用，会因为重金属在体内的沉积导致末梢神经的发炎而有酸、麻、痛等发生。

但这些不良反应在医师细心的照顾及支持性药物的治疗下，患者的不适可以降至最低。所以忍受一时的不良反应，而能预防癌病的复发，增加治愈的机会，是非常值得的。

大肠癌为什么化疗效果不理想

在消化道肿瘤中，大肠癌相对属于对化疗敏感性差的肿瘤。其根本原因尚难定论，只是有几种说法而已。

一种认为大肠在漫长的人类进化过程中，一直是与外界环境直接发生密切接触的器官，肠黏膜细胞曾暴露于不少毒物（有的是药物）的面前，早已形成了抗药性。

另一种说法是从细胞学上来说，大肠癌的细胞分化比较好，其不少特点与正常的肠黏膜细胞较相接近，凡属于这种情况，一般化疗效果也较差。研究表明，大肠癌细胞中可能存在耐药基因，由于它的表达而呈现出对化疗耐药。

近年来受到重视的"生化调变"理论使大肠癌的化疗效果有所改进。生化调变剂是这样一类药物，它本身毒性很低或实际上并无毒性，但它又不具有或略有抗癌活性。当它与抗癌药一起使用时可使抗癌药物细胞内的代谢发生有利的改变，从而实现化疗疗效的提高。

 ## 什么是大肠癌的基因治疗

肿瘤的发生与许多基因的异常改变有关，这种改变我们称为基因突变。大肠癌同样存在着突变的基因，如 APC、COX-2、K-ras、p53等。这些变异的基因好比护城墙上的窟窿，是肿瘤形成的隐患。肿瘤的基因治疗就是应用基因工程的方法矫正，或通过改变某些细胞生物学特性，增强抗瘤能力，从而达到治疗肿瘤的目的之方法。目前有不少方法进入临床试验阶段，主要包括以下 5 种。

抑 癌 基 因 治 疗

"抑癌基因"顾名思义，就是对肿瘤的发生有抑制作用。这类基因一旦改变，抑制肿瘤产生的作用就不复存在了。若不及时干预，就会引起细胞的恶性转化，最终导致肿瘤发生。当前研究中与大肠癌密切相关的抑癌基因主要有 p53、MCC、APC、p16 等，其中 p53 的研究较多，普遍认为有 5%的大肠癌患者存在该基因变异。抑癌基因治疗，通俗地讲，就是采用措施防止基因变异。这些措施如通过同源重组的方法在 p53 基因缺失或突变的肠癌细胞中导入有功能的类似基因，从而使肿瘤细胞丧失表达恶性的能力，达到治疗目的。

细 胞 因 子 基 因 治 疗

细胞因子基因治疗又称免疫基因治疗，是肿瘤治疗策略中研究得最多，也是最具有临床应用潜力的基因治疗方法。细胞因子就好像一个开关，不同的细胞因子就是各种不同类型的开关，打开后可以启动相应的免疫反应。细胞因子基因治疗是将选择的编码细胞因子的基因导入肿瘤细胞，这个过程好比先探找城墙上容易出现窟窿的位置，然后安装上各种开关。一旦打开开关后，高分泌量的细胞因子就能激活

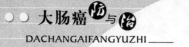

有效的免疫应答，杀伤肿瘤细胞，杜绝基因变异出现，达到抗肿瘤的目的。该方法可避免全身不良反应，常用的细胞因子有白介素-2（IL-2）、干扰素（IFN）、肿瘤坏死因子等。

自杀基因疗法

自杀基因疗法是一种新兴的基因治疗方法。利用基因工程技术，派"间谍"（目的基因）进入肿瘤细胞，"间谍"释放出某些在肿瘤细胞中代谢为毒性的药物，引起肿瘤细胞死亡。目前研究较多的是胞嘧啶脱氨基酶/氟胞嘧啶、单纯疱疹病毒胸苷激酶基因/更昔洛韦、硝基还原酶/硝苯亚胺。

反义基因治疗

我们知道肿瘤的发生与某些基因异常表达有关，反义基因治疗是指利用反义核酸技术阻断细胞内的异常信号传导，通俗地讲就是派"间谍"进入肿瘤细胞内，让它不仅阻止肿瘤形成，最好还能改造肿瘤细胞，使其从善，让变异的基因在欲形成初期就被遏制。它与自杀基因疗法最大的区别是不杀死肿瘤细胞，而促使肿瘤细胞进入正常的分化轨道。

联合治疗

实验表明，联合应用多种基因疗法比单一基因疗法具有更强的杀伤力，是目前基因治疗的发展方向。目前应用于大肠癌的联合基因治疗，主要有自杀基因疗法与细胞因子基因治疗的联合。

小贴士

基因治疗是手术、放化疗治疗方案的良好补充，但仍存在一定技术上的障碍，不能达到理想的安全性和正确性，而且费用昂贵，所以临床上尚不能广泛应用。

如何通过化学药物来预防大肠癌的发生

传统的化学药物治疗有较多不良反应，如恶心、呕吐、骨髓抑制及肝损等，最新的癌症观念已经从一味地杀死癌细胞转移到预防癌细胞产生。研制弱毒性、无毒性的化学药物预防大肠癌成为当务之急。从正常的大肠上皮细胞一直到形成恶性肿瘤，经过了漫长的过程，牵涉到许多不同基因的改变，这种异常的基因改变被称为"突变"。大肠癌的形成过程与 APC、COX-2、K-ras 及 p53 等基因突变有关。预防药物通过参与这个过程，减缓或抑制上述基因的突变，从而预防肿瘤的发生。

碳 酸 钙 或 钙

胆汁酸长期的过高分泌对肠道黏膜形成刺激与损害，促使肿瘤细胞产生。钙可结合胆汁酸和脂肪酸，避免其刺激结肠上皮而导致上皮细胞突变。同时，钙也可通过调节蛋白激酶 C 的活性，抑制上皮增殖，稳定黏膜或防 K-ras 癌基因突变。

阿 司 匹 林 等 非 甾 体 抗 炎 药 物

该类药物可抑制环氧化酶-1（COX-1）和（或）环氧化酶-2（COX-2），降低细胞增生，诱导细胞自杀，减少新生血管生成，导致肿瘤细胞难以形成或形成后缺乏血供难以生长。非甾体抗炎药物也可通过非环氧化酶依赖性机制发挥抗癌作用。但该类药物长期使用会刺激胃黏膜，引起上腹不适，增加胃肠消化道出血的危险。

环 氧 化 酶 - 2 选 择 性 抑 制 剂

与上述非甾体抗炎药物既抑制环氧化酶-1 又抑制环氧化酶-2 不同，环氧化酶-2 选择性抑制剂专一性强，仅作用于环氧化酶-2 系统，故而对胃肠道、肾脏的不良反应明显减少，更适于临床应用。已用的

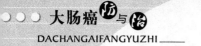

有被美国食品药物管理局批准的常规辅助治疗药物——塞来考昔和罗非考昔。

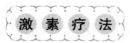
激 素 疗 法

胆汁酸的分泌可刺激肠道上皮细胞，雌激素通过直接或间接降低继发胆汁酸的产生，从而减少对肠道细胞的刺激，降低肠道肿瘤发生。研究表明，雌激素与孕激素联用可使肠道肿瘤危险性降低约20%，但这种保护作用停药后减弱，且长期服用激素对人体的不良反应较多，如骨质疏松、胃或十二指肠溃疡等，故目前使用受限。

除了药物预防外，合理饮食、加强锻炼、定期体检筛检也十分重要。早发现、早治疗是提高肿瘤患者生活质量的关键。

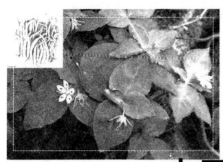

7

中医防治大肠癌

 中医是如何认识大肠癌的

　　大肠癌是消化道常见恶性肿瘤。中医文献中无大肠癌的病名，但有不少"积聚"、"肠覃"、"肠风"及"脏毒"等类似肠道肿瘤的记载。中医治疗可参考肠中积聚、肠癖、肠风、锁肛痔、脏毒及痢疾等病辨证施治。因此对大肠癌的中医理论理解及临床体会各有不同。

　　在大肠癌的发病上，中医有很多的理论。

　　◆有的认为，大肠癌的发病是中医毒邪理论的"瘀毒、食毒及外来毒邪"所造成的。即毒邪损伤肠络，痰瘀凝聚肠道，故而发病。所谓瘀毒是忧思惊恐而导致气血运行紊乱、脏腑功能失调、气滞血瘀、瘀积日久、毒从内生而恶变致癌。所谓外来毒邪，如化学污染、环境浊气、射线等毒邪侵袭人体，致毒邪内结。所谓食毒瘀积，多为饮食不节、不清、不均衡，致食毒内聚、久伤脾胃、中气亏损、痰湿内生及郁结成病。

　　◆有的认为，脾肾亏虚，正气不足乃是大肠癌病因的根本。

　　◆也有一些认为，大肠癌的发生，癌毒内生是始动之因，人体的正气不足是发生的内因。其中癌毒内生的原因又可分为情志失调、饮食内伤、虫毒入侵等。正气不足则不能及时祛邪外出，若有癌毒内生的某一些因素发生，致浊邪长期停滞体内酿成癌毒，逐渐变生癌肿。

◆还有的认为，大肠癌发病是由于脾胃失调，湿浊壅滞，湿热下注，脾肾阳虚或肝肾阴虚，久而久之结而为癌肿。

虽然各种中医理论对于大肠癌病因的解释各有不同，但综合起来，中医对于大肠癌的病因大致可归纳为两类：一是外因，多为毒邪损伤肠络，痰瘀凝聚肠道所致；二是内因，多为正气不足，外邪内侵所致。

✦ 中医对大肠癌如何辨证施治

大肠癌是一种全身疾病局部表现的肿瘤，必须采取外科手术结合全身治疗（包括化疗、放疗、免疫治疗和中医药治疗）。尽管大肠癌的手术切除率较高，但即使做根治性切除术，仍然有部分的病例术后发生局部复发或远处转移。所以，中西医一致认为大肠癌必须进行综合治疗。

中医治疗大肠癌，是依据正邪虚实的动态变化，或采用先攻后补，或先补后攻，或攻补兼施之法。力求攻邪而不伤正，扶正而不留邪。在大肠癌初期，多以攻邪为主，扶正为辅；在中期则要攻补兼施；在后期，常见虚实寒热夹杂，而以正虚为主，故应扶正为主，佐以祛邪。祛邪包括清热解毒、活血化瘀、化痰软坚、散结等法；扶正包括益气健脾，滋补肝肾等法。

临床实践证明，中医中药治疗大肠癌确实具有可靠的疗效，而且显示出其独特的优越性。

治疗大肠癌的中药内服方有哪些

槐角丸

槐花 15 克，地榆炭 15 克，黄芩 10 克，当归 10 克，炒枳壳 10 克，防风 10 克。加水适量，小火煎煮 2 次，各取汁 200 毫升，混匀后分 2 次餐后温服。具有清热利湿的功效，适用于大肠癌湿热蕴结证。

膈下逐瘀汤

当归尾 12 克，赤芍 15 克，桃仁 10 克，红花 6 克，川芎 10 克，丹皮 12 克，延胡索 10 克，香附 10 克，乌药 10 克，甘草 5 克，枳壳 10 克，五灵脂 10 克。加水适量，小火煎煮 2 次，各取汁 200 毫升，混匀后分 2 次餐后服用。具有行气活血、化瘀解毒功效，适用于大肠癌气滞血瘀证。

参芪方

党参 20 克，炙黄芪 30 克，炮姜 6 克，焦三仙 10 克，白花蛇舌草 30 克，野葡萄藤 30 克。上药加水适量，小火煎煮 2 次，各取汁 200 毫升，混匀后分 2 次餐后服用。具有健脾补肾、扶正祛邪的功效，适用于晚期大肠癌，证属脾肾阳虚者。

败酱草方

败酱草 30 克，马齿苋 30 克，白英 30 克，槐花 15 克，黄芪 30 克，黄精 15 克，枸杞子 15 克，鸡血藤 15 克，茯苓 10 克，制半夏 10 克，陈皮 6 克，女贞子 15 克。加水适量，小火煎煮 2 次，各取汁 200 毫升，混匀后分 2 次餐后服用。具有益气补血、清热解毒的功效，适用于大肠癌。

白花蛇舌草方

白花蛇舌草 15 克，败酱草 10 克，槐花 20 克，黄药子 10 克，生大黄 5 克，槐角 20 克，龙葵 20 克，仙鹤草 20 克，当归 10 克，黄芪 10 克，地榆 20 克，穿山甲 15 克，昆布 15 克。加水适量，小火煎煮 2 次，各取汁 200 毫升，混匀后分 2 次餐后服用。连续服 30 天后，可

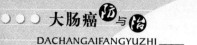

将本方量加大 5 倍，研末水泛为丸，如绿豆大，每次 10 丸，每日 2 次吞服，以巩固疗效。具有清热解毒、散结消瘀的功效，适用于早期大肠癌，湿热蕴毒甚者。

夏枯草方

夏枯草 12 克，海藻 12 克，海带 12 克，生牡蛎 30 克，元参 12 克，白花蛇舌草 30 克，白英 15 克，天花粉 12 克，蜂房 9 克，丹参 15 克，象贝母 10 克，川楝子 12 克。加水适量，小火煎煮 2 次，各取汁 200 毫升，混匀后分 2 次餐后服用。具有理气活血、软坚散结、清热解毒的功效，适用于大肠癌。

露蜂房方

露蜂房 10 克，夏枯草 15 克，槐花 15 克，白花蛇舌草 30 克，山药 12 克，山慈菇 10 克，菝葜 30 克，山楂 10 克，炙壁虎 5 克，蜣螂虫 10 克，薏苡仁 30 克，柴胡 10 克，芝麻 10 克，八月札 30 克，大黄 10 克。加水适量，小火煎煮 2 次，各取汁 200 毫升，混匀后分 2 次餐后服用。具有清热解毒、软坚消肿的功效，适用于大肠癌。

治疗大肠癌的外治方有哪些

红藤方

红藤 15 克，八月札 15 克，木香 10 克，白花蛇舌草 30 克，菝葜 30 克，野葡萄藤 30 克，白毛藤 30 克，苦参 15 克，凤尾草 15 克，半枝莲 30 克，马齿苋 30 克。加水适量，小火煎煮 2 次，各取汁 200 毫升，混匀后分 2 次保留灌肠，每次保留 60 分钟。具有清热解毒、消肿散结的功效，适用于直肠癌。

苦参方

苦参 60 克，射干 30 克，全蝎 10 克，血竭 10 克，赤石脂 30 克，花蕊石 60 克，制草乌 5 克，白芨 30 克，凤仙花 30 克，乳香 10 克，没药 10 克，红花 15 克，黄柏 30 克，土茯苓 30 克，黄芩 30 克。加水适量，小火煎煮 2 次，各取汁 200 毫升，混匀后分 2 次保留灌肠。每次保留 60 分钟。具有清热化湿、活血化瘀的功效，适用于直肠肛管癌。

乌梅方

乌梅 15 克，黄柏 10 克，黄芩 60 克，紫草 15 克，虎杖 120 克，藤梨根 250 克，苦参 60 克。上方加水适量，浓煎二汁共 500 毫升，每晚睡前保留灌肠，每次 50 毫升。保留 60 分钟。

坐浴方

苦参 30 克，五倍子 30 克，龙葵 30 克，马齿苋 40 克，黄柏 10 克，败酱草 30 克，土茯苓 30 克，山豆根 20 克，黄药子 15 克，漏芦 30 克，枯矾 2 克，冰片 1 克。加水适量，除枯矾和冰片外，先小火煎煮 2 次，各煎取汁 1 000 毫升，混匀后加入枯矾和冰片，然后坐浴浸洗，每日 2 次，每次浸洗 30 分钟。具有清热解毒、软坚散结的功效，适用于直肠肛管癌。

塞肛方

硇砂 3 克，鸦胆子 6 克，乌梅肉 1.5 克，冰片 1.5 克。加适量辅型剂，与上述 4 味中药制成 3 个栓剂。每次 1 个，每日 1 次，塞入肛门内。具有消肿散结的功效，适用于直肠癌。

如何用中药治疗化疗毒副反应

经肝动脉或全身化疗的毒副反应的中医药治疗，常根据疾病的不同阶段进行辨证论治。

◆ 在化疗后第 1 周，多数患者有不同程度恶心、呕吐、食欲不振、疲倦、头晕等表现，少数患者可出现泄泻。

◆ 化疗后第 2 周起可出现白细胞数下降。此期间多属脾胃虚弱、气血两虚之证，治法以健脾和胃、补养气血为主，方用陈夏六君汤。合并泄泻者加扁豆、怀山药以化湿健运，合并贫血、白细胞减少者加白芍、枸杞子、女贞子以养阴正气，增强病者体质，减少化疗毒副反应，增进疗效，使患者能以较好的状态顺利完成放化疗的疗程。

◆化疗后第3~4周，化疗引起的胃肠道反应等不适已基本消失，饮食及体力已逐渐恢复，多见舌淡暗或有瘀斑、瘀点，苔白腻或黄腻，脉弦或涩，此多为正虚邪实，正虚多为脾虚气虚，邪实多为湿热蕴结、湿滞血瘀。治以攻补兼施，健脾益气合清热利湿、理气散结、活血化瘀。方用四君子汤加味：党参、黄芪、茯苓、白术、甘草、败酱草、白花蛇舌草、半枝莲、蒲公英、郁金、赤芍、莪术。

◆对于出现腹胀、纳呆、腹水、黄疸和恶液质等情况的晚期病例，则以扶正为主，治以健脾透湿、行气导滞。方用参苓白术散加减：党参、黄芪、白术、薏苡仁、扁豆、淮山药、炙甘草、砂仁、大腹皮、厚朴、猪苓。合并黄疸者还需另加茵陈、柴胡，以疏肝利胆。